YOGA
DE LA CORRECCIÓN
VISUAL

Si este libro le ha interesado y desea que lo mantengamos
informado de nuestras publicaciones, puede escribirnos a
comunicacion@editorialsirio.com,
o bien suscribirse a nuestro boletín de novedades en:
www.editorialsirio.com

Título original: THE YOGA OF NATURAL VISION CORRECTION
Traducido del inglés por Francesc Prims
Diseño de portada: Editorial Sirio, S.A.
Diseño y maquetación de interior: Toñi F. Castellón

© de la edición original
  2013 Kazuhiro Nakagawa

  Publicado inicialmente en japonés por
  SHINCHOSYA Publishing Cº, Ltd.

  Editado con autorización de TranNet KK, Tokio, mediante Gudovitz & Company
  y la agencia literaria Julio F-Yañez

© de la presente edición
  EDITORIAL SIRIO, S.A.
  C/ Rosa de los Vientos, 64
  Pol. Ind. El Viso
  29006-Málaga
  España

www.editorialsirio.com
sirio@editorialsirio.com

I.S.B.N.: 978-84-17030-32-2
Depósito Legal: MA-1062-2017

Impreso en Imagraf Impresores, S. A.
c/ Nabucco, 14 D - Pol. Alameda
29006 - Málaga

Impreso en España

Puedes seguirnos en Facebook, Twitter, YouTube e Instagram.

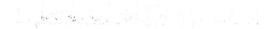

KAZUHIRO NAKAGAWA

YOGA
DE LA CORRECCIÓN
VISUAL

EDITORIAL
SIRIO

Prólogo

EL HÉROE DEL BÉISBOL

Vino a verme un niño de ocho o nueve años. Tenía la esperanza de que pudiese ayudarle a entrenar su mente para ver mejor. Cuando le pregunté cuál era su sueño, declaró:

—¡Ser el cuarto bateador de los Hanshin Tigers!

Resultó que su padre era amigo de un cuarto bateador de los Hanshin Tigers por aquel entonces, de modo que este iba a veces de visita a la casa del muchacho.

Su agudeza visual era de 1,5, pero le ayudé a entrenar el poder de su mente para que pudiese llevar su visión al siguiente nivel.

Causó sensación en el béisbol universitario, hasta que fichó con éxito por un famoso equipo de béisbol de la Liga Central afincado en Tokio, que era su primera elección.

Desde que jugó su primer partido como profesional, adoptó la «costumbre» de permanecer despierto durante toda la noche previa a los partidos, con fiebre alta y las amígdalas inflamadas, lo cual le drenaba la energía. Sin embargo, llegada la hora del partido, su habilidad sobre el campo era tan magnífica y brillante que acabó por ganar el Premio al Jugador Más Valioso.

Desde entonces, su trayectoria ha sido estelar. Durante un período de catorce años, ha conseguido trescientas cuarenta y seis *home runs*, mil setecientos treinta golpes y un promedio general de bateo de ,287. Hoy, en el mundo del béisbol japonés, es una megaestrella, y gana el salario más alto. Si estuviera en los Yanquees de Nueva York, estoy seguro de que sería un jugador como Derek Jeter.

EL FENÓMENO TELEVISIVO

Un día vino a verme una encantadora niña de cinco años, acompañada por su madre, desde la prefectura de Hyogo. Un oftalmólogo le había dicho que si no hacía algo con su hipermetropía, vista débil, astigmatismo intenso y estrabismo acomodativo, podía perder la vista. Puesto que tenía la vista débil, su visión no mejoraría ni tan siquiera con la ayuda de gafas.

La madre se sentía muy culpable por no haber reconocido que su hija era víctima de todos esos problemas. Preocupada por su futuro, buscó desesperadamente mi ayuda para ver si se podía hacer algo al respecto. Debido a que su hipermetropía y su astigmatismo eran bastante extremos, decidí aceptar el caso. Le dije:

—No puedo estar seguro hasta que lo intente, pero haré todo lo que esté en mi mano para que mejore.

Comenzó a visitarme, una vez al mes, desde la prefectura de Hyogo. Era una niña muy inteligente y de modales suaves, que prestaba mucha atención a cuanto le decía.

Felizmente, su vista comenzó a mejorar sin ningún problema, a partir del primer examen optométrico que le hice. Se sintió rápidamente aliviada de su debilidad ocular y, con gafas, su visión mejoró hasta 1,0.

Tras cumplir los doce años, para eliminar el astigmatismo, siguió la terapia de las lentes de contacto duras (llevada a cabo bajo la supervisión de un médico). Al cabo de un año aproximadamente, su astigmatismo extremo desapareció, y su vista –su visión sin ayuda– llegó a ser de 1,0. Actualmente tiene quince, de modo que he estado llevando su caso desde hace aproximadamente diez años.

Su hermana mayor es una famosa actriz que ha protagonizado películas. A día de hoy, después de haber hecho realidad su sueño de ser una estrella, mi paciente aparece asimismo en películas y programas de televisión. También protagoniza anuncios televisivos, en los que publicita a Panasonic y Yoyogi Seminar, y la película *The Scarecrow and the Racquet*, que vio la luz en abril de 2015. Su futuro parece muy brillante.

EL INGENIERO INFORMÁTICO

Una madre vino a verme con su hijo, que estaba en el último curso de primaria.

—Su visión es pobre –dijo la madre–; se ha reducido a 0,03. A pesar de que puede ver los objetos cuando lleva las gafas puestas, su motivación se ha venido abajo en comparación con la que tenía antes del deterioro de su vista y fracasa en todo lo que se propone. Sus calificaciones también han ido empeorando de forma constante y actualmente saca las peores notas de su clase. El maestro le ha dicho que no lo admitirían en ningún instituto, así que él y yo estamos preocupados.

Tras medirle la vista y comprobar sus funciones visuales y cognitivas, confirmé que su visión estaba en bastante mal estado. Le dije a la madre:

—Cuando la vista empeora y se hace difícil ver, la vista de la mente (la visión interna), que se compone de la motivación, la concentración, la memoria y la imaginación, declina junto con ella, de forma natural. De ahí que su rendimiento académico se resienta. La causa de esta crisis es, sin lugar a dudas, el deterioro visual. No tiene nada que ver con su nivel de inteligencia. Si el chico puede reactivar su visión y corregir la forma en que usa los ojos, su visión interna también se recuperará, y sus notas mejorarán. No hay necesidad de preocuparse. No pierdan la fe. Porque, al fin y al cabo, *es la mente la que ve las cosas, a través de los ojos. De modo que si mejora su vista, su cerebro (su mente) también mejorará, y él se volverá más inteligente.*

Al final, logró que lo admitiesen en un instituto para cubrir una plaza libre. Cuando estaba en primero de bachillerato, su agudeza visual superó el 0,1 y se motivó. Me dijo:

—Doctor, quiero llegar a ser el primero de la clase.

Le enseñé el método para lograrlo y se aplicó fielmente en él, y en seis meses llegó a ser el mejor de su clase. En un simulacro de examen realizado por Obunsha Publishing, obtuvo la nota más alta de todo el país. A continuación, entró en la universidad con el objetivo de llegar a ser ingeniero informático. Había descubierto su propio camino en la vida a partir de su propia fuerza.

Ese muchacho se convirtió en un exponente de lo bien que puede recuperarse la visión interna cuando los ojos mejoran. Uno no debe darse nunca por vencido.

Lo que los seres humanos más desean es tener esperanza. Cuando la perdemos, también perdemos nuestro empuje. Siempre que tengas esperanza, tus ojos pueden reanimar tu vista y mejorar tu poder de ver y tu mente puede recuperar la motivación, lo que te permite regresar de las profundidades de la desesperación.

LA CHEF QUE LE PLANTÓ CARA AL ACOSO

Estaba en el último curso de primaria cuando vino a verme. Había cambiado de escuela tres veces, víctima del *bullying* (acoso escolar). Por esta razón, su vista había descendido desde 1,5 hasta 0,1, por lo que su visión era pobre. Quiso consultarme si había alguna manera de que pudiese evitar el uso de gafas.

Después de escuchar el resto de su historia, parecía que la muchacha tenía una disposición alegre por naturaleza, pero que a raíz del acoso escolar se había ido volviendo una persona triste y deprimida. Al parecer, se estresó mucho y contrajo miopía como resultado, después de lo cual su visión comenzó a empeorar de forma constante.

Le indiqué que llevara a cabo ejercicios oculares, junto con ejercicios de visión interna (visión intracerebral: concentración, memoria, imaginación) y traté de activar su cerebro. En concreto, le enseñé técnicas para reducir el impacto de los recuerdos desagradables, que debía aplicar cada día. Unos cuatro meses más tarde, me dijo:

—Doctor, siento que puedo ver.

Medí su vista y, para mi sorpresa, vi que había recuperado su visión original de 1,5. Cuando le di la enhorabuena, respondió:

—¡Estoy muy contenta de volver a ser como era antes!

—¿Cuál es tu sueño? –le pregunté.

Y dijo:

—Siempre he querido ser una cocinera tan buena como el señor Futoku Shuu.

—Si fijas en tu mente la imagen de que triunfas como una chef del nivel del señor Shuu y persistes en la contemplación de esa imagen, ¡estoy convencido de que lo lograrás!

—Tengo muchas ganas de conocerlo y aprender de él.

—Mantén el pensamiento de que vas a conseguirlo.

—¡Muy bien, lo haré!

En consecuencia, poco tiempo después se encontró con el señor Shuu por la calle. De hecho, como me dijo con orgullo, incluso lo visitó en su restaurante, el Akasaka Rikkyu, donde él le dió algunos consejos sobre cómo cocinar el arroz frito. Desde entonces, ha estado recorriendo el empinado camino que conduce a ser chef.

EL ANESTESIÓLOGO

Un estudiante de secundaria, acompañado de su madre, vino a verme desde Ishikawa. Tenía la esperanza de superar su elevadísima miopía y su astigmatismo extremo y que lo aceptasen en una facultad de medicina para llegar a ser anestesiólogo. A pesar de que deseaba ser médico, su visión estaba tan mermada que no podía hacer ningún progreso en sus estudios para las pruebas de acceso.

Cuando lo examiné, confirmé su alto grado de miopía y astigmatismo. Así pues, la información visual no llegaba demasiado bien al cerebro. Le dije:

—Tal como estás de la vista, es probable que tengas dificultades para mantener la concentración y estudiar. —Reconoció que estaba en lo cierto, y proseguí—: Si sigues así, no podrás entrar en ninguna facultad de medicina.

Procedí enseguida a prescribirle su tratamiento, que incluía ejercicios de visión, terapia de contacto y el uso de unas gafas especiales diseñadas para la restauración de la vista.

Con el tiempo, poco a poco, fue superando en gran medida la miopía y el astigmatismo. Lo admitieron en una facultad de medicina nacional, donde fue avanzando en sus estudios para llegar a ser médico.

Hoy en día, tiene los días muy ocupados como anestesiólogo. De todos modos, sigue haciendo huecos en su agenda para visitarme de vez en cuando.

EL ESTUDIANTE UNIVERSITARIO

En este caso, un estudiante de la Universidad de Keio se dio cuenta de que su estilo de vida estaba perjudicando sus ojos, de modo que llevó a cabo algunos cambios y pasó a realizar ejercicios de visión. Como resultado, logró reducir sus dioptrías.

Con la confianza que tenía en su mejora, antes de someterse a las pruebas de optometría —una vez cada dos meses—, encargaba sus próximas gafas, bajo el supuesto de que su vista mejoraría.

Hasta la fecha, y en el plazo de un año, ha cambiado seis veces de gafas. Cada vez las lleva con menos graduación; todo un récord. Si yo fuese el propietario de la óptica a la que acude, estaría encantado; después de todo, habría vendido seis gafas en un año a un cliente cuya vista iba mejorando. Es lo contrario de tener que llevar gafas de mala gana porque la vista va empeorando, lo cual obliga a llevarlas con una graduación cada vez mayor.

Desde entonces, su confianza en sí mismo parece haber aumentado. Obtuvo un puesto fijo en IBM, donde actualmente trabaja.

LA SEÑORA CASI CIEGA

Vino a verme una mujer de cuarenta y pocos años aquejada de una miopía extrema. Su vista estaba por debajo de 0,01; no veía prácticamente nada. También era hipermétrope. Además, padecía degeneración macular, de modo que su médico le había dicho que se preparase «para quedarse ciega».

Acudió a mí buscando desesperadamente ayuda para evitar perder la vista de forma inminente. Me explicó entre lágrimas que tenía un niño que estaba aún en primaria.

Cuando le medí la agudeza visual, confirmé que efectivamente veía muy poco. Hacerle llevar gafas y lentes de contacto no resultó de ayuda. Sin embargo, había algo que me hacía sentirme esperanzado: el hecho de que estaba decidida a evitar perder la vista por cualquier medio, de que tenía el empuje de hacer todo lo que fuese posible para volver a ver.

Decidí ofrecerle mis servicios a esa mujer casi ciega. La mayoría de los casos que se presentan son los de individuos que acuden mi consulta arrastrados por su cónyuge, pero si el propio paciente no tiene la voluntad de sanarse, no hay manera de que pueda lograr ningún grado de mejora.

Estábamos a la mitad del programa de recuperación cuando su marido tuvo que irse a trabajar a China, de modo que ella se vio obligada a acompañarlo. Le indiqué que continuase con sus ejercicios de visión (ejercicios para los ojos y el cerebro) y que siguiese tomando sus suplementos de antocianina procedente de los arándanos.

Gracias al hecho de que ha seguido mi consejo, lleva seis años evitando la ceguera, y su agudeza visual, que ni siquiera llegaba a 0,1, es hoy de 0,4 con la ayuda de lentes de contacto.

EL CONTABLE

Este es el caso de un contable público certificado de unos treinta y cinco años. Para llevar a cabo su trabajo de auditoría, tiene que comprobar cifras impresas en un cuerpo de letra pequeño. Puesto que este trabajo consiste en detectar errores, puede ser estresante. También debe hacer uso del ordenador durante largos períodos de tiempo. Se quejó de que aquella tarea era tan fatigosa que no sabía qué hacer; ya no estaba seguro de poder seguir trabajando.

Cuando le examiné, descubrí que no solo era hipermétrope sino que también empezaba a presentar síntomas de presbicia —es decir, la hipermetropía debida a la vejez; la denominada *vista cansada*—. No le gustaban las gafas, así que no las llevaba tan a menudo como las necesitaba. Cuando le calibré la vista con ellas puestas (acostumbraba a tenerlas en la mano), comprobé que veía bien: las gafas no hacían mucho para mejorar su visión. Le pregunté si le habían diagnosticado hipermetropía de niño, y me dijo que recordaba haber ido una sola vez al oculista.

Hoy, tras llevar a cabo ejercicios de visión sin gafas —y también con gafas, que hacen que sus ojos no se le cansen tanto—, se siente más relajado y sigue con su empleo.

LA COMADRONA

Vino a verme una matrona de ochenta años. Después de sufrir de una hemorragia de la zona de la mácula a causa de una degeneración macular relacionada con la edad, su vista se redujo de 0,3/0,4 a 0,03. Desanimada, incomodaba a su familia al decir que si no podía ayudar a dar a luz a bebés, prefería morir.

Era una mujer increíble, que había logrado que sus cuatro hijos fuesen a la universidad, a pesar de haber perdido a su marido en los caóticos años de la posguerra. La única motivación que tenía en su vejez para seguir viviendo era la de seguir asistiendo partos.

Cuando vino a mi consulta, junto con su familia, me dijo:

—Es difícil detener la hemorragia ocular, y las inyecciones que me aplican son dolorosas. Tengo menos campo de visión, por lo que me resulta difícil ver. ¡Estoy harta!

Con el fin de lograr que el sangrado fuese reabsorbido por los vasos capilares, la ayudé a llevar a cabo una rutina de ejercicios que le hacían usar su visión intracerebral (el método de la imaginación, o de su capacidad de visualizar). La hemorragia se detuvo y su campo visual comenzó a ampliarse, progresivamente. Dado que la hemorragia se había detenido como resultado de los ejercicios, recuperó la visión de 0,3 en dos semanas. Desde entonces, recobró su entusiasmo por la vida y se dispuso a seguir ejerciendo de comadrona hasta el final de sus días.

EL ESCRITOR

Está también el caso de un famoso conferenciante y escritor, autor de unos cuarenta libros. A la edad de sesenta años, se estaba viendo afectado por una miopía muy acentuada.

Estaba a punto de desprendérsele la retina, problema que le detectaron en el último momento. Afortunadamente, lograron frenarlo por medio de un procedimiento conocido como fotocoagulación. Después de recibir este tratamiento, sin embargo, empezó a padecer ansiedad y acudió a mi consulta. Le preocupaba la posibilidad de dejar de ver por completo. Además, le resultaba problemático seguir escribiendo libros y dando conferencias.

Le hice cambiar su estilo de vida, que estaba demostrando ser demasiado duro para sus ojos, con lo cual logró detener el avance de la miopía. A raíz de ello, pareció recuperar su alegría habitual.

Actualmente, continúa con sus actividades por todo Japón, tal como hacía antes.

RECUPERARSE DE LA PRESBICIA

Quienes acuden a mí para detener el avance de la presbicia, o hipermetropía debida a la vejez, tienen todos algunos rasgos en común. Tienden a ser personas que se incomodan mucho por experimentar una disminución de sus funciones cognitivas, o bien individuos a quienes se puede calificar de artísticos. Muchos de ellos son profesionales que dependen de su intelecto para poder desempeñar bien su trabajo, tales como ejecutivos de empresas, profesores universitarios o médicos.

LA ESTETICISTA

Una mujer de cincuenta y un años, propietaria de un salón de tratamientos de belleza y de un centro de formación

KAATSU, vino a verme. De aspecto, parecía una atractiva mujer de solo treinta y tantos años.

—Doctor –me dijo–, sé que es posible lograr efectos antienvejecimiento para el cuerpo, pero eso no es posible para la presbicia, ¿verdad? Estoy preocupada por el hecho de que mi mente no es tan aguda como antes a causa de la presbicia.

Cuando le pregunté por qué creía que solo los ojos eran insensibles a las medidas antienvejecimiento, no tenía ninguna respuesta; se limitó a decir:

—¡Porque estamos hablando de los ojos!

Después de siete meses de llevar a cabo los ejercicios que le indiqué, su visión de cerca, que había sido de 0,1, era ya de 1,0, lo cual la liberó de la presbicia y de la necesidad de usar gafas convexas. Estaba impresionada:

—¡Así que la presbicia tiene cura, supongo! ¡Estoy tan emocionada...! ¡Estoy rebosante de motivación!

Sea cual sea la edad que tengamos, debemos seguir persiguiendo nuestros sueños y esperanzas. Esta es siempre la mejor manera de vivir.

LA EXPROFESORA UNIVERSITARIA

Una señora de cincuenta y seis años, profesora de universidad, leía una gran cantidad de documentos y trabajos académicos y estaba empezando a encontrar molesto el hecho de usar gafas. Además, estaba comenzando a preocuparse por la disminución de sus funciones cognitivas.

Puesto que su vista le estaba dando problemas, le recomendé unas gafas para leer que no fuesen demasiado potentes, un tipo de gafas que podría desechar fácilmente en el futuro. Pero dijo que no las llevaría, y rechazó la propuesta de plano. Cuando llevó su equipo de ejercicios para la visión a su despacho y realizó los ejercicios allí, su visión de cerca pasó de 0,1 a 0,4 en el plazo de dos semanas. Decir que fui yo el sorprendido sería quedarse corto.

Hoy está disfrutando de su vida como investigadora, viaja de aquí para allá entre Japón y Canadá, tiene un gran sentido estético y anhela mantener su mente joven.

EL PACIENTE DE CIRUGÍA LÁSER

Un pediatra vino a verme desde Miyazaki. Después de someterse a cirugía láser LASIK ocho años atrás, su vista comenzó a deteriorarse desde hacía cuatro o cinco años. En el momento en que vino a verme, su ojo derecho tenía una agudeza visual de 0,6 y el izquierdo, de 0,5. Su tratamiento médico estaba empezando a mostrar efectos secundarios; además, se cansaba y distraía con facilidad.

Sorprendentemente, he atendido muchos casos de médicos que acuden a consultarme después de experimentar una reducción de la visión tras someterse a cirugía láser. Este médico estaba últimamente más ocupado de lo esperado y parecía no tener tiempo para trabajar en el restablecimiento de su vista. Como resultado, estaba experimentando una merma aún mayor de la visión.

Debido al hecho de que la cirugía láser es un procedimiento que aumenta la agudeza visual sin curar la miopía, si el paciente vuelve a la misma forma de vida que había estado llevando antes de la operación, será inevitable que experimente una disminución de la visión. Después de todo, la cirugía no trata la causa del empeoramiento de la vista.

A día de hoy, su ojo derecho se ha recuperado hasta 1,2 y su ojo izquierdo, hasta 0,9. Además, al haber restablecido la comunicación normal entre los ojos y el cerebro, está activamente implicado en su práctica médica.

Introducción

*Realizar el pleno potencial de tu visión es
una experiencia de vida transformadora.
La visión pura tiene lugar cuando el cerebro usa los ojos.*

Todo comienza con la visión. De hecho, no es exagerado decir que si no fuera por nuestra capacidad de ver, los seres humanos no podríamos sobrevivir.

Desde el momento en que nos despertamos por la mañana hasta el momento en que nos acostamos por la noche, nos basamos en la información visual dondequiera que estemos: en el hogar, en la escuela, en el lugar de trabajo, en las calles... A no ser que padezcas discapacidad visual, el poder de tus otros sentidos (el oído, el olfato, el gusto y el tacto) palidece en comparación con el poder de la vista.

Es más: no nos limitamos a ver con nuestros ojos. El cerebro convierte la información captada por nuestros ojos, la procesa para que emitamos un juicio sobre el entorno circundante y luego impulsa al cuerpo a actuar. Solo cuando esta secuencia de pasos se desarrolla sin fisuras tiene lugar, por primera vez, la función de ver.

Yo llamo a esto *el poder de ver*.

Cuando el poder de ver del cerebro trabaja en armonía con el poder de ver de los ojos (visión), el cuerpo recibe instrucciones con el fin de obtener la reacción esperada. La función que reúne todos estos procesos constituye el poder de ver.

PUEDES RECUPERAR TU ANTERIOR VISIÓN

El poder de ver ha experimentado un deterioro repentino en los últimos años. A causa de la miopía y la hipermetropía, dejamos de procesar adecuadamente los estímulos sensoriales procedentes de nuestros ojos. El resultado de esto es que cualquier información visual transmitida al cerebro está deteriorada. Dado que no se le transmite la información correcta, aquello en lo que debemos fijarnos no son las instrucciones que nos da el cerebro, por más que este órgano lleve a cabo una labor magnífica de procesamiento de la información.

También hay muchos casos en que desperdiciamos el poder de ver. Por ejemplo, cuando observas lo que ocurre dentro de un tren, todo lo que ves son viajeros absortos en sus teléfonos inteligentes o en sus *tablets*. Aunque para sobrevivir es necesario mantener una estrecha vigilancia sobre el entorno para estar alerta a cualquier amenaza potencial, todo lo que parece interesarles a esas personas son las imágenes y los datos que aparecen en sus pantallas LCD del tamaño de la palma de una mano.

En la colección clásica china de anécdotas y fábulas Zhuangzi se nos indica:

[...] quienes tienen herramientas astutas son astutos en sus tratos, quienes son astutos en sus tratos son astutos en sus corazones, y quienes son astutos en sus corazones no pueden ser puros ni incorruptos.

Dicho de otra manera, cuando utilizamos una herramienta práctica, tendemos a hacernos dependientes de ella y le damos prioridad a la eficacia. Cuando priorizamos la eficacia, nos volvemos aún más dependientes. Y cuando esto sucede, perdemos la pureza de corazón y nos apartamos del camino de Dios.

El *smartphone* y la tableta tienen el propósito de ayudarnos a lograr un fin; pero si lo que hacemos es enfocarnos en la comodidad que nos proporcionan –es decir, si nos enfocamos en el medio en lugar de hacerlo en el fin–, nos encontramos totalmente a su merced. Sin pensar mucho en los usos prácticos del dispositivo, nuestro principal objetivo, antes de darnos cuenta, pasa a ser el de mirar la pantalla, sin más. Ni que decir tiene que el hecho de limitarnos a mirar fijamente una pantalla plana no hace más que dañarnos. Ni tan siquiera estimulamos mucho el cerebro, y el resultado es que la vista empeora. ¿No es absurdo?

En estos tiempos modernos estamos viendo un aumento de los casos de miopía que se desencadena por mirar durante períodos de tiempo prolongados pantallas LCD. Como consecuencia, la hipermetropía nos invade con el paso de los años. El mundo de hoy es, en efecto, muy duro para los ojos.

Si bien hay personas que corrigen su visión por medio de gafas o lentes de contacto o, más recientemente, con la cirugía láser, todo ello no son más que soluciones provisionales. Si no te andas con suficiente cuidado, tu vista podría empeorar.

Aun así, hagas lo que hagas, nunca te rindas, por favor. *Creencias como «cuando se pierde visión, no puede recuperarse» o «la presbicia forma parte del proceso de envejecimiento, así que no hay nada que pueda hacerse al respecto» no son más que suposiciones.* Puedes volver a tener la claridad de visión de la que disfrutabas en el pasado, siempre y cuando dediques a ello un poco de esfuerzo.

Si bien los resultados pueden variar según la persona, la ejecución del programa que se presenta en este libro puede empoderar a cualquier individuo a superar la miopía o la hipermetropía/presbicia y mantener una visión saludable.

Además, si se mejora la capacidad de recibir información visual, el cerebro se verá estimulado e incluso rejuvenecerá. De hecho, se revitalizará el poder de ver.

Nunca es demasiado tarde para emprender el camino hacia la recuperación de la agudeza visual. Si piensas que puedes ver, ¡es muy probable que así sea! Después de todo, es el cerebro el que tiene la capacidad de ver.

Empecemos pues, sin más preámbulos, mi programa de entrenamiento para los ojos hoy mismo —el día en que, por fin, tú y este libro os habéis encontrado el uno al otro— y embarquémonos en un viaje transformador que va a permitirte renovar tu poder de ver.

SI PIENSAS QUE PUEDES VER, ¡PUEDES HACERLO!
¡ES EL CEREBRO EL QUE VE!

La visión puede restablecerse a partir de la mente en primer lugar. Nunca debes rendirte. Si lo haces, se apagará un interruptor en tu cerebro.

Si piensas que puedes ver, ¡puedes hacerlo! El poder de pensar dará lugar al poder de ver. Esto es así porque en realidad es el cerebro el que tiene la capacidad de ver.

Que esto es así está asumido por la ciencia médica moderna. Los ojos no ven los objetos que tienes delante —este es el error común acerca de la visión—. Si los cierras, todavía puedes «ver» lo que estabas contemplando justo antes de cerrarlos, ¿no es cierto? Esto ejemplifica el hecho de que es el cerebro, de hecho, el que ve.

Incorrecto: objeto → ojos → cerebro (los ojos ven el objeto). Objetivo/pasivo.

Correcto: cerebro → ojos → objeto (el cerebro ve el objeto a través de los ojos). Subjetivo/activo.

En medicina, a pesar de que hay una comprensión teórica acerca de cómo la mente —y, por extensión, el cerebro como *hardware*— ve los objetos, no hay prácticamente ningún conocimiento acerca de cómo es posible la visión a través del uso del cerebro. En otras palabras, la medicina aún guarda silencio en cuanto al *software* de la mente (las técnicas relativas al uso del cerebro). Por esta razón, la reactivación de la vista está fuera de los límites de lo que es objeto de investigación.

En el ámbito científico no se ha demostrado que la recuperación de la vista sea imposible, pero tampoco se sabe cómo abordar el estudio de este tema.

(En este libro trato el tema de la mente como *software* del cerebro en los apartados titulados «técnicas cerebrales»

–capítulo 3– y el tema del *software* de los ojos en los apartados que llevan por título «técnicas oculares» –capítulo 4–).

RESTABLECER LA VISTA PARA CAMBIAR LA VIDA

En la vida, la visión puede plantear varios retos: si disminuye en la infancia, las calificaciones pueden resentirse, al igual que el estado físico; en la edad adulta, la productividad laboral puede reducirse, y al acercarse a la vejez, la memoria puede fallar.

Al comenzar por recuperar tu vista desde el cerebro, tu voluntad de vivir (tu motivación) revivirá y empezarás a resolver muchos otros problemas presentes en tu vida. De hecho, te sorprenderán tanto los resultados que experimentarás una revelación. Cuanto más mejore tu vista, más puertas abrirás a nuevas oportunidades en la vida. Esto es evidente en todas las historias verdaderas que expuse en el prólogo.

Así pues, para hacer realidad tus sueños y alcanzar tus metas en la vida, ¡debes decidir restaurar la vista! Si te esfuerzas en mejorarla por medio de trabajar desde el cerebro en primer lugar, tanto este como tus ojos se revitalizarán. En poco tiempo, tu vida cambiará.

VER ES CREER

Permíteme hablarte de un incidente que tuvo lugar el día 17 de noviembre de 2014 en el plató del espectáculo televisivo *Los experimentadores*, emitido por Asahi National Broadcasting. El espectáculo presentaba cinco libros sobre el tema de la recuperación de la visión, y mi obra titulada *Speed Reading for Eyesight Improvement*, fue uno de ellos. Era el único que hablaba del uso del cerebro.

Se sometió a los invitados del programa a técnicas mostradas en el libro para comprobar si efectivamente podían ayudarles a mejorar su mala vista. El espectáculo era supervisado por un autor y profesor de yoga, un acupuntor, un oftalmólogo y yo.

Los invitados eran cuatro celebridades: el gran boxeador Yoko Gushiken, excampeón del mundo en la categoría de los pesos ligeros, que defendió el trono trece veces; Reiko Shioda, que logró cinco victorias consecutivas en los torneos de bádminton de Japón y que ganó medallas de bronce en los campeonatos mundiales y en los juegos asiáticos, y Taka y Toshi, dos personajes del mundo del espectáculo cuya fama va en aumento en el país. Era un magnífico elenco de estrellas.

La primera parte del espectáculo consistió en medir la agudeza visual de cada uno de ellos; la segunda, en hacerles practicar las técnicas, y la tercera, en medir su vista de nuevo. El *show* comenzó a las nueve y media de la noche, y los autores teníamos que supervisar los ejercicios y medir los resultados obtenidos tras ellos. Mi turno llegó alrededor de la medianoche. Los participantes ya estaban agotados.

Teniendo en cuenta lo cansados que estaban, decidí omitir los ejercicios; me limité a decirles:

—Si pensáis que podéis ver, ¡podéis hacerlo! Buena suerte.

Finalmente solo mi método ayudó a todos y cada uno de los sujetos a mejorar su visión, mientras que los resultados de los métodos de los otros autores fueron heterogéneos; algunos lograron una leve mejoría, mientras que en otros casos los métodos aplicados no solo fallaron a la hora de mejorar la vista de los presentes, sino que incluso acabaron empeorándola. En efecto, el método sin esfuerzo del poder mental –si piensas que puedes ver, puedes hacerlo– demostró ser más eficaz que los demás, que requerían esfuerzo pero no produjeron resultados. A raíz de esto puedes vislumbrar el inmenso potencial del cerebro, del poder de la mente.

Yoko Gushiken, cuya visión mejoró considerablemente, afirmó, como era de esperar de un excampeón del mundo:

—¡Todo es cuestión de motivación! ¡De espíritu!

Con estas palabras, describió con perfecta brevedad la esencia de lo que es ver con la mente.

En sus días más activos, estoy seguro de que aprovechaba el poder de la visión de su mente para seguir de cerca a su oponente por todo el *ring*, antes de tumbarlo con un golpe preciso. Sin embargo, en su último combate recibió un fuerte golpe en el ojo derecho, lo que le provocó una pérdida parcial de la visión. En consecuencia, su empuje y su ambición (su voluntad de luchar) desaparecieron por completo, por lo que se retiró. No obstante, ha recuperado la felicidad, ya que la visión de su ojo derecho ha mejorado con la ayuda de mi método.

Cuando su vista menguó, perdió su empuje, lo cual a su vez debió de llevarle a perder su espíritu de lucha. Al escucharle decir las palabras «¡todo es cuestión de motivación, de espíritu!», cuando se dio cuenta de que su visión había mejorado, no pude sino percibir que el antiguo campeón había renacido.

Estos son los resultados de los experimentos llevados a cabo en el programa de televisión:

	Gushiken		Shioda	
	Derecho	Izquierdo	Derecho	Izquierdo
Vista al empezar	0,4	0,6	0,05	0,04
Ejercicios de yoga	0,2	0,8	0,05	0,05
Acupuntura (palo de shiatsu)	0,2	0,6	0,06	0,05
Acupuntura (respiración abdominal)	0,8	0,8	0,05	0,05
Oftalmología (tiro con arco)	0,3	0,5	0,05	0,05
El método Nakagawa	**0,6**	**0,8**	**0,07**	**0,08**

	Taka		Toshi	
	Derecho	Izquierdo	Derecho	Izquierdo
Vista al empezar	0,4	0,5	0,1	0,1
Ejercicios de yoga	0,3	0,3	0,15	0,15
Acupuntura (palo de acupuntura)	0,15	0,6	0,15	0,15
Acupuntura (respiración abdominal)	0,15	0,4	0,15	0,15
Oftalmología (tiro con arco)	0,2	0,3	0,1	0,1
El método Nakagawa	**0,4**	**0,7**	**0,2**	**0,2**

También es interesante lo que ocurrió en el contexto de la entrevista que me hicieron para el programa *Tiempo libre para los adultos*, emitido por BS Japón. Con la aplicación del método Nakagawa, una mujer de cuarenta y cinco años corrigió su miopía y su hipermetropía. Su visión de lejos en ambos ojos mejoró tan espectacularmente que no solo la mujer se sorprendió y se mostró encantada, sino que la directora del programa también expresó su asombro; preguntó cómo podía funcionar un método de trabajo tan sencillo.

Todos tenemos la esperanza de vernos libres de la miopía o la hipermetropía/presbicia, pero al mismo tiempo creemos que esto es «evidentemente imposible», que sería un milagro si algo así sucediera.

La verdad es que no es tu propio poder (tu propia capacidad, que en realidad no es mucha) lo que puede llevarte a mejorar tu visión con el poder de la mente. Es el yo que hay en ti dotado de un inmenso potencial (el yo del que permaneces inconsciente) el que hace que esto suceda.

Rendirse es darle a un interruptor de apagado en el cerebro; es subnutrir el cerebro

Para los seres humanos, rendirse significa el fin. Así pues, sea lo que sea lo que intentemos hacer, nunca debemos bajar los brazos.

Cuando uno abandona, le da a un interruptor de apagado en el cerebro. Pierde su motivación, su ambición y su confianza.

Así como la comida es alimento para el cuerpo, los sueños lo son para la mente. Al absorber sueños como nutrientes, la mente gana un sentido de propósito.

En la sociedad de la información posindustrial, un «objeto» constituye una información por sí mismo. Cuando la visión disminuye, la capacidad de recabar información se deteriora y provoca una disminución de la capacidad que tiene el cerebro de procesarla, lo cual da lugar a una mente desnutrida: el cerebro es incapaz de absorber nutrientes para la mente. En este estado, la persona tiende a darse fácilmente por vencida y deja de albergar sueños.

Cuando la vista se reduce, uno tiende a renunciar a sus metas y ambiciones con demasiada facilidad, lo que ocasiona un enorme daño al cerebro.

¿Qué tiene de malo los métodos actuales para corregir la visión?

Las gafas, las lentes de contacto, la cirugía láser y la ortoqueratología (Ortho-K) pueden proporcionar una buena visión en el acto, lo cual, sin lugar a dudas, es conveniente. Sin embargo, el poder de la mente para ver (la capacidad de visión del cerebro) no se recupera, en su mayor parte. En consecuencia, a pesar de que puedas ver mejor, tu renovada claridad de visión hará que te canses fácilmente.

Si regresas a un estilo de vida de maltrato para tus ojos, tu vista, a pesar de los métodos empleados, experimentará de nuevo un constante menoscabo.

Las soluciones mencionadas, sin embargo, no tienen la culpa de nada. Eres *tú* el responsable. Esto es así, en primer lugar, porque no has restablecido el poder de ver que tiene el cerebro; en segundo lugar, porque no has llevado a cabo las modificaciones pertinentes en tu estilo de vida, un estilo de vida que perjudica a tus ojos, y en tercer lugar, porque no has corregido el desequilibrio en la forma de usar tus órganos de la visión.

Así pues, no dependas de aparatos, máquinas o procedimientos quirúrgicos, y nunca te rindas. *Cree en ti mismo para cambiarte a ti mismo.* Esta, querido lector, es la principal esencia del Método Nakagawa.

Capítulo 1

La supervivencia humana depende del poder de ver

La mayoría de los seres humanos, desde el momento en que nacemos hasta el final de nuestros días, dependemos del sentido de la vista para seguir viviendo, día tras día.

Esto es tan obvio que nadie es siquiera consciente de ello. Sin embargo, sin el poder de ver (sin nuestra vista) no podríamos dar ni un paso hacia delante.

EXPERIMENTA EL MUNDO DE LOS CIEGOS

En un nivel subconsciente todos creemos que lo malo les sucede a otras personas, y no a nosotros mismos —por ejemplo, contraer una enfermedad, sufrir una lesión grave, envejecer o incluso morir—. Nos decimos que todo eso sencillamente no le ocurre a «alguien como yo»; creemos que podemos pasar toda nuestra vida sanos y salvos.

Pero cuando uno pasa casi todos los días, como es mi caso en el curso de mi trabajo, escuchando las historias de personas que padecen una miopía debilitante y las complicaciones derivadas de este problema, que casi perdieron la vista a causa de un glaucoma, de un desprendimiento de retina o de la presbicia, o incluso que se quedaron temporalmente ciegas, no puede dejar de darse cuenta de que sería de hecho milagroso que la vista de cualquier persona no experimentara nunca ningún tipo de menoscabo.

Recientemente participé en un evento llamado Diálogo en la Oscuridad, que me dio la oportunidad de hacer una incursión en un mundo oscuro. Con todas las luces apagadas, el evento tuvo lugar en la planta subterránea de un edificio ubicado frente a un importante santuario de Tokio. Grupos de ocho sujetos dirigidos por personas con discapacidad visual tuvimos la oportunidad de efectuar una exploración de la oscuridad. Teníamos todos los sentidos a nuestra disposición, excepto la vista. Escuchamos el murmullo de un arroyo e incluso caminamos por una zona boscosa. El paseo en sí fue muy agradable, pero yo quise sumergirme completamente en un mundo privado de visión, por lo que traté de separarme de la gente a propósito; evité la ayuda de los guías siempre que pude.

Al principio, en el momento en que entré en la oscuridad con el bastón que me proporcionaron, me quedé paralizado; fui incapaz de avanzar un solo centímetro. La oscuridad era tan profunda que mis ojos no podían acostumbrarse a ella, por más que tratase de concentrarme. Ni siquiera sentí que aquel espacio estaba repleto de vida. Las preocupaciones comenzaron a nublar mi mente; me preguntaba qué iba a ser de mí de ahí en adelante, y qué era lo que necesitaba hacer realmente. Me vino a la cabeza la frase: «Esta es una época de incertidumbre, en que no podemos ver lo que tenemos delante». Es una idea que encontramos a menudo en los periódicos y revistas hoy en día.

Finalmente reuní un poco de valor y di un paso hacia delante. Las facultades de mi imaginación, concentración y memoria se activaron a la vez, lo que me condujo a hacerme preguntas como: «¿Qué es este ruido que oigo?» o «¿Qué es este olor?», e incluso a hacer observaciones del tipo: «Esta textura me resulta familiar». Había empezado a retomar la acción en aras de la supervivencia. Una vez que me acostumbré a la oscuridad, poco a poco, no pude evitar sentirme juguetón; iba tocando objetos para averiguar lo que eran. De hecho, era como si hubiese vuelto a la infancia, por extraño que parezca.

En la segunda mitad del paseo, nos sirvieron café y nos animaron a buscar a tientas la taza y beber. Me costó llevarme la taza a los labios. Cuando bebí el café, me pareció bastante insípido, e imaginé que el sabor necesitaba verse complementado con la información visual.

El paseo, de una hora y media, se me hizo muy corto. Cuando salí a un lugar donde había luz, me alegré con todo el corazón; me dije, mientras se esfumaba toda tensión: «¡Qué alivio poder ver!». Incluso sentí una emoción próxima a la gratitud por el hecho de que mis ojos estaban percibiendo la luz.

Durante el breve período de tiempo en que gocé de esta revelación, comprendí lo maravilloso que era poder ver. Me di cuenta de que la vida cotidiana era, de hecho, un continuo interminable de momentos conmovedores, sobre todo después de haber experimentado un mundo en el que estuve privado de toda visión. También me quedó claro lo mucho que los humanos dependen del poder de ver.

Adelante; compruébalo por ti mismo. Ponte una venda en los ojos que los cubra por completo y camina a tientas por tu casa. Tal vez lo máximo que llegues a hacer es tocar con cautela la puerta o la barandilla de la escalera, mientras que en tu día a día pasas por ahí sin pensarlo. En cuanto a la posibilidad de salir de casa, seguramente te digas: «Mejor olvidarlo».

EL PODER DE VER CRECE A MEDIDA QUE DESARROLLAS TU CARÁCTER

El poder de ver, que es indispensable en la vida, está de hecho profundamente ligado al desarrollo de la personalidad. Se forja a una con el ser humano.

Estoy convencido de que la formación de mi personalidad recibió sobre todo la influencia de mis padres y mi lugar de nacimiento.

Desde el momento en que nací, cuando mi agudeza visual no era todavía de 0,1, crecí viendo las caras de mis padres e imitando sus puntos de vista, sus formas de pensar y de sentir y sus patrones de comportamiento. La personalidad se forma cuando la aparición de los padres estimula el cerebro. Cuando estos se ríen, el bebé también se ríe, y cuando no se los ve por ninguna parte, se siente incómodo y rompe a llorar. El poder de ver, que consiste en ver con los ojos, pensar con el cerebro y, en consecuencia, emprender la acción, se perfecciona y se cultiva en el proceso de repetir estos mismos pasos.

Yo nací en Onomichi, una ciudad de Hiroshima. Crecí en medio de la exuberante naturaleza de ese lugar.

Onomichi es una ciudad llena de calor humano, rodeada de abruptas montañas, con las tranquilas aguas del mar interior de Seto extendiéndose ante los ojos. Hay muchos senderos estrechos que conducen a la cima de esas montañas, conocidos cariñosamente como *yama no shippo no michi* («caminos de la cola de la montaña»). De ahí se dice que deriva el nombre de la ciudad, Onomichi. El templo *jodoji* que alberga la ciudad, que fue construido por el príncipe Shotoku y que aparece en la película *Cuentos de Tokio*, del director Yasujiro Ozu, solía ser mi patio de recreo en mi infancia. Hay tantos templos en Onomichi que la ciudad es conocida como el Kioto del Japón occidental, y yo solía jugar dentro de los recintos del templo con los hijos de los abades budistas. Con la llegada de la primavera, las flores de mil quinientos cerezos que crecían en el jardín del templo de Senkoji eclosionaban todas a la vez. Se dice que esos árboles fueron plantados por ricos comerciantes de la antigüedad, y cuando las flores comienzan a moverse por el viento, ofrecen un espectáculo tan hermoso para la vista que parece ser de otro mundo. Todavía no puedo olvidar lo conmovido que me sentía al ver la puesta de sol mientras escuchaba las campanas del templo, sentado en una gran losa de piedra en la cima de una montaña. La ciudad es tal y como se representa en las películas del director Nobuhiko Obayashi *Estudiantes de intercambio*, *La niña que venció al tiempo* y *Lonely Heart*. Es así de hermosa.

No puedo tan siquiera desentrañar remotamente el profundo impacto que tuvieron sobre mí esos espectáculos. El paisaje urbano del viejo mundo soportando los estragos del viento y la nieve, el cambio de color de las montañas con el paso de las estaciones, los destellos del sol en la superficie del mar... Este paisaje «auténtico», que mis ojos vieron durante mis tiernos años de formación, contribuyó a forjar mi carácter y es un tesoro que se halla alojado en las profundidades de mi corazón. Improntas de este tipo constituyen fuentes de inspiración interior tan potentes que pueden sostener a una persona durante toda su vida.

Sin embargo, los niños de hoy día ya no juegan fuera, sino que permanecen todo el tiempo dentro de casa. Incluso si hacen el esfuerzo de salir al exterior, por ejemplo a un parque del barrio, se llevan con ellos sus máquinas de videojuegos y, dado que llenan todo su tiempo libre con ellas, pocas veces entablan una conversación con sus padres. Incluso cuando lo hacen, en realidad tienen la cabeza en las nubes.

Si se abre una hermosa flor en un jardín, o si un gato salvaje pasea por un callejón, o si la luna llena brilla en el cielo nocturno, no logran avistar tales maravillas, al estar demasiado ensimismados en sus videojuegos. Sencillamente, excluyen el resto del mundo.

El problema aquí es que cuando lo único en que se fija un niño es en el mundo virtual que aparece en una pantalla LCD, cultiva una personalidad deformada, lo cual le impide desarrollar el poder de ver. Para evitar que esto suceda, es necesario animarlo a salir del pequeño mundo de la pantalla LCD en el que está inmerso, para que pueda explorar con los ojos muy abiertos lo que la naturaleza tiene para ofrecerle, como majestuosos paisajes que inspiran infinitas posibilidades.

TU RITMO DIARIO SE ACTIVA CON EL SIMPLE ACCIONAMIENTO DE UN INTERRUPTOR DE LA LUZ

Al principio de la introducción dije que «todo comienza con la visión». En otras palabras, el poder de ver es un interruptor que permite iniciar algo; despierta y activa lo que sea que ha estado inactivo. Cuando uno tiene una revelación que afirma la vida, significa para él un nuevo comienzo, un momento de génesis. Por esta razón, llamo a este interruptor visual *el interruptor de la felicidad*.

Para accionar este interruptor de la felicidad es necesario, en primer lugar, recibir la luz.

¿Has oído hablar de la terapia de luz?

En los países nórdicos, como Suecia y Dinamarca, la cantidad de personas que aseguran sentirse deprimidas o fatigadas aumenta en invierno, cuando el sol apenas se muestra. Puesto que también tienen lugar más suicidios en invierno, se puede ver el papel clave que juega la luz solar en las emociones. Cuando visité Suecia, pasé por plazas y parques donde vi a mucha gente tomando el sol relajadamente. En Japón, en los viejos tiempos, se recomendaban los baños de mar en verano para prevenir la carencia de vitamina D y reforzar la respuesta inmune natural del cuerpo. Con ese fin, la playa Oiso, en Shonan, se convirtió en el principal destino donde tomar el sol. Incluso cerca de mi casa, en un sanatorio ubicado en Fujimikogen Highlands, en la prefectura de Nagano, que era bien conocido antes de la guerra, los pacientes se sometían a baños de sol como parte del tratamiento.

Los métodos que hacen uso de la luz solar natural para curar o prevenir enfermedades se llaman, en conjunto, terapia de luz.

Los seres humanos necesitan la energía solar para vivir. El poder de ver se activa cuando tomamos esta energía por los ojos. Cuando la vista entra en juego, se desencadenan varios cambios en el organismo.

La luz que entra por los ojos se convierte en la retina —a través de los trabajos de la rodopsina, una cromoproteína— en impulsos eléctricos que circulan por el cerebro antes de dar lugar a pensamientos. A continuación, el cerebro transmite indicaciones al sistema nervioso, que finalmente recurre a la energía para emprender la acción.

Si no nos entra luz por los ojos, no podemos ver, pensar, sentir e incluso movernos adecuadamente. Para convertir cualquier cosa en acción debemos, en primer lugar, darle a un interruptor para activar el poder de ver.

Volvamos a los países nórdicos. En esas naciones, cuando el poder de ver decae, o cuando la agudeza visual disminuye junto con la duración de la luz del día, la voluntad de vivir también se ve mermada. Al escuchar a la gente que viene en busca de mi ayuda para mejorar la vista, las más de las veces está claro que también sufren depresión y están recibiendo tratamiento para este problema. Considero que estas personas están padeciendo lo que yo llamo la *depresión del miope* o la *depresión del hipermétrope*.

¿Por qué mengua la voluntad de vivir cuando disminuye la agudeza visual y, por extensión, cuando decrece el poder de ver?

Esto es así porque *el poder de ver juega un papel clave en el establecimiento del ritmo biológico de nuestro cuerpo*.

El cuerpo humano se autorregula a un determinado ritmo a través de variables tales como el sueño, las hormonas y la temperatura. La creación de este ritmo es una función vital del poder de ver.

En la parte posterior del globo ocular, justo por encima de donde pasa el nervio óptico, extendiéndose desde la retina, se halla el núcleo supraóptico. Por la mañana, cuando la luz del sol entra por el ojo, el núcleo supraóptico la detecta y transmite una señal a lo que se llama el tercer ojo o glándula pineal. Cuando la glándula pineal recibe esta señal, se detiene la secreción de melatonina, una hormona que promueve el sueño, y empieza la secreción de serotonina, una hormona que estimula el cerebro. Como resultado, el cuerpo despierta y establece tu ritmo —o reloj— biológico. Cuando el sol se pone y oscurece, esta vez es la melatonina la sustancia secretada, mientras que la secreción de serotonina se detiene: el ritmo biológico está encaminando al cuerpo a dormir.

Cuando hay un problema con el poder de ver, y dada su relación con la incorporación de la luz del sol, los interruptores de encendido y apagado de la melatonina y la serotonina dejan de funcionar adecuadamente, lo que evita su correcta secreción. En consecuencia, si tiene lugar una escasez de melatonina, la persona puede experimentar falta de sueño, mientras que, por el contrario, si se produce una escasez de serotonina, la persona puede volverse más nerviosa e irritable, porque esta hormona desempeña un importante papel en el mantenimiento del equilibrio de la mente. Así, como conclusión final, se puede ver claramente que la depresión está vinculada a un ritmo biológico alterado. Esta alteración provoca una disminución de la vitalidad o de la voluntad de vivir.

Corregir el desfase del reloj biológico corporal también es importante para el poder de ver. A pesar de que el cuerpo no está necesariamente en sintonía con un ciclo de veinticuatro horas, su ritmo interno se ajusta maravillosamente a ese ciclo gracias a que los ojos detectan la luz solar de la mañana.

Los seres humanos, desde el principio, han sido dotados de este funcionamiento, preciso como el de un reloj.

Para evitar la depresión, es vital cuidar bien de los ojos, que son puntos de entrada de la luz. Es vital darse baños de sol por la mañana a diario y mantener nuestro ritmo biológico.

LOS PELIGROS DEL MAL USO DEL PODER DE VER

Ya sea en las calles de la ciudad o en los andenes de las estaciones de tren, hoy día es habitual ver a los individuos absortos en sus *smartphones*. Al mirar fijamente sus pantallas incluso mientras caminan, su percepción del espacio y las distancias pasa a constituir un problema, ya que su campo de visión se estrecha mientras están centrados en sus dispositivos. Lo peor es que ni siquiera se dan cuenta de esto. Además, a pesar de que la percepción del espacio depende en gran medida del oído, este lo tienen también completamente inutilizado, bloqueado por los auriculares.

Así que, naturalmente, no es ninguna sorpresa ver a la gente chocar entre sí, o cómo sus bolsos u otras pertenencias rozan a los demás. La mayoría de las personas, a pesar de haber incurrido en tal incorrección, sencillamente siguen andando, despreocupadas. Y en los trenes atestados de gente, esto lleva a menudo a situaciones desagradables. Al parecer, ha habido un aumento del número de casos de personas que se precipitan fuera del andén: deambulando distraídos, llegan al borde y cuando quieren darse cuenta, ya se han caído a la vía. Los afortunados probablemente saldarán el episodio con alguna herida leve, pero los desafortunados, según el momento en que caigan, pueden perder la vida en un accidente fatal.

Estas personas, a pesar de poseer el poder de ver, *tienen los ojos vueltos solamente hacia una pequeña pantalla LCD y descartan la información visual procedente de las otras fuentes*. Incluso si están en una zona bien iluminada, es como si estuviesen caminando en la oscuridad; para ellas no existe una gran diferencia. No parecen darse cuenta, tampoco, de que si no son más conscientes de su entorno, se están exponiendo a un gran peligro.

¿Por qué sucede esto? Porque la intención de ver, en la actualidad, ha experimentado un cambio.

Los seres humanos, en sus orígenes, al igual que otros animales salvajes, hacían uso del poder de ver para sobrevivir. Al principio de los cuatro millones de años de nuestra historia, acostumbrábamos a evitar los riesgos, íbamos de caza y conseguíamos presas y, por lo tanto, sobrevivíamos. O bien hallábamos una tierra propicia y una fuente de agua; entonces mirábamos al cielo y predecíamos el tiempo antes de proceder, cuidadosamente, al cultivo. Así que, esencialmente, siempre estábamos mirando algo, para evitar poner en riesgo nuestras vidas.

Pero muy pronto delegamos muchas de nuestras actividades en las máquinas, y se volvió sumamente raro usar el poder de ver solo para la supervivencia.

Los jóvenes de hoy día utilizan los ojos casi exclusivamente para el entretenimiento. Especialmente con la difusión de los dispositivos manuales, este entretenimiento ha experimentado un gran auge, por lo que el acto de ver se ha convertido en un fin en sí mismo. A juzgar por el hecho de que muchos de estos jóvenes no pueden separarse de sus teléfonos inteligentes hasta la hora de acostarse y por el hecho de que están sobrecargando todo el tiempo sus ojos con la exposición constante a la luz de las pantallas, no es exagerado afirmar que son víctimas de una forma de adicción.

El poder de ver, que se utilizó originalmente para ayudar a la supervivencia, ahora se ha convertido en un medio para disfrutar del entretenimiento y, como resultado, a veces se pierden vidas. ¡Qué irónico!

LOS HÁBITOS QUE DEBEN TENERSE EN CUENTA A LA HORA DE VER

Así como todos tenemos nuestras pequeñas debilidades, todo el mundo tiene malos hábitos.

Puesto que la intención primordial de la visión ha cambiado, observo muy a menudo ciertos hábitos que me preocupan. ¿Tal vez tienes algunos de ellos?

1. El hábito de no ver por ti mismo

En la sociedad de la información, el ordenador, la *tablet* y el *smartphone* se convierten en nuestros ojos antes de que nos demos cuenta. Gracias a Internet, tenemos acceso a la mayoría de los datos, si no a todos.

Estoy seguro de que has tenido esta experiencia muchas veces: abres el buscador de Internet para dar con alguna información en particular, pero acabas cediendo a la tentación de otras cosas que aparecen en la pantalla y te encuentras aterrizando en una página que no tiene nada que ver con tu búsqueda original. *Sin darte cuenta, sientes que esa búsqueda es el problema de alguna otra persona, y te muestras dócil y receptivo a todo lo que está apareciendo en la pantalla en ese momento.*

Si sigues mirando la pantalla LCD sin parar, la alta intensidad de la luz que desprende no solo hará que tus ojos y tu mente se cansen, sino que *incluso sobreestimulará una parte de tu cerebro y alterará tu sueño —y dormir es exactamente lo que necesitas para aliviar la fatiga que tus ojos y tu mente están acumulando—.* Como resultado de ello, tu memoria, tu capacidad de concentración y tu capacidad de imaginar se atrofiarán.

2. El hábito de dar crédito a todo lo que ves

Cuando el hábito número 1 llega a una etapa avanzada, uno acepta totalmente cualquier historia que aparezca en televisión o en Internet, como si la hubiera comprobado con sus propios ojos.

No se puede creer todo lo que dicen los medios. Después de todo, los medios de comunicación, una y otra vez, dan su propio «giro» a aquello que nos comunican. *Cuando uno pica el anzuelo de las historias y se las cree a pie juntillas, picar el anzuelo se convierte en un hábito;* si nunca dudamos de la veracidad de las historias ni las examinamos convenientemente, con nuestros propios ojos, *el cerebro deja de juzgar.*

3. El hábito de ver solo lo que quieres ver

El ordenador y el *smartphone* son muy entretenidos, por lo que uno podría pasarse un día entero con ellos sin aburrirse. Seguramente habrás notado cómo vuela el tiempo cuando estás delante de alguna pantalla. A pesar de que tu intención original pudo haber sido pasar solamente unos minutos jugando a algo o consultando algún tipo de información, cuando te das cuenta ya ha transcurrido una hora.

Esta es una forma de adicción, como he mencionado anteriormente. Y *cuando uno se hace adicto a algo, esto implica que está evitando activamente otras cosas: aquello que no quiere ver.*

Entre aquello que no queremos ver están las verdades incómodas y lo que nos resulta molesto o hiriente, todo lo cual es, en realidad, indispensable para nuestro desarrollo personal. Si endulzamos nuestra vida atendiendo solamente a lo que nos resulta cómodo o favorable, acabamos perdiéndonos unas oportunidades preciosas.

4. El hábito de dejar de ver

¿Alguna vez has visto la obra emblemática del artista Taro Okamoto titulada *The Chair That Says Don't Sit*? Es un artilugio artístico que presenta un asiento-tapa áspero que representa una cara, y no es cómodo. Creo, sin embargo, que últimamente he llegado a apreciar el auténtico valor de esta obra de arte, gracias al aumento del número de personas que están «dejando de mirar».

Para que entiendas lo que quiero decir, imagina que estás caminando por una calle concurrida, mirando hacia delante. Después de unos diez minutos, cuatro o cinco personas se acercan a ti desde el sentido opuesto, y algunas tropiezan contigo. La mitad de ellas estaban mirando sus teléfonos móviles mientras caminaban y el resto andaba penosamente, con la cabeza inclinada hacia abajo. Quienes han chocado contigo no estaban mirando lo que tenían delante; en lugar de utilizar el poder de ver para evitar los obstáculos, esos individuos estaban exhibiendo de forma descarada, mientras caminaban, una actitud desafiante consistente en *negarse a mirar*.

Así como *The Chair That Says Don't Sit* es una obra de arte que cuestiona fundamentalmente la razón de ser de la silla —que es satisfacer el deseo de sentarse—, creo que las personas que tienen «ojos que están dejando de mirar» están desafiando fundamentalmente la razón de ser del poder de ver mismo. Por este motivo, creo que este hábito (dejar de mirar y ver) es muy problemático.

5. El hábito de no quedar impresionado por la visión de lo real

El mercado de la electrónica de consumo rebosa entusiasmo con la tecnología 4K aplicada a los televisores. Con una resolución que es cuatro veces superior a la mejor alta definición, el argumento de venta está claro: el comprador gozará de una calidad de imagen análoga a la de la vida real. La idea es que un televisor así puede conmover tu alma y emocionarte. Y esto me preocupa mucho.

Temo lo que algunas personas deben de estar empezando a decir después de ver patrimonios de la humanidad o cuadros de museo en un televisor 4K: «Ya no hay ninguna necesidad de tomarse la molestia de ir a ver el lugar real» o «Las imágenes de la televisión son mejores que lo que se ve en la vida real». Estas imágenes de alta resolución se ven incluso mejor y, además, están acompañadas por una bella música que exacerba el realismo. Las imágenes con un alto valor de producción (las que han sido hábilmente embellecidas) a veces pueden ser más impresionantes y conmovedoras que lo real. Si además se ofrecen en 3D, todo se complica aún más.

Los ojos y el cerebro, para empezar, son susceptibles al engaño visual por naturaleza. Un buen ejemplo de ello son las ilusiones ópticas, que, como demuestran las pinturas trampantojos, engañan al ojo para que vea falsas formas y tamaños. Los ojos se adhieren tan bien a las ilusiones que aquello les parece absolutamente real, y esto hace que me pregunte si llegará el momento en que ya no seremos capaces de distinguir lo que es real de lo que son solo imágenes.

Al menos no debemos olvidar nunca la importancia de ver directamente con nuestros propios ojos y reconocer que las imágenes no son, en sentido estricto, más que imágenes.

Solo con que tengas uno de los cinco hábitos mencionados, puede estar teniendo un efecto adverso sobre tu poder de ver. Así que ten cuidado si deseas seguir conservándolo, ya que es absolutamente indispensable.

ABRE LOS OJOS 1

Así se gestó mi programa de ejercitación de la visión

Seis años después de haber creado el Gimnasio de la Visión, empecé a asistir a una escuela privada para empresarios tras el trabajo, con la esperanza de aprender cómo lograr que el Método Nakagawa –una terapia para la visión de estilo oriental que desarrollé– fuese ampliamente conocido. En aquel entonces, la informatización y el envejecimiento estaban a punto de convertirse en los grandes temas del momento, por lo que proteger los ojos y los cerebros japoneses de los terminales de información y del envejecimiento era prioritario. En esa época me llamó la atención un pequeño artículo aparecido en una revista, que hablaba del hecho de que hay un instituto para optometristas en Estados Unidos y seguros disponibles para cubrir los costes de estos servicios.

Inmediatamente solicité que me admitiesen en un programa de estudios en ese país patrocinado por Sister Cities International. Superé su prueba de acceso y viajé hasta allí, donde visité a varios optometristas. El doctor Paul A. Harris, residente en Baltimore y una autoridad en cuanto al entrenamiento de la visión –también aparece en este libro–, fue uno de ellos. Me atendió en su consulta, donde aprendí sobre el sistema médico local y sobre métodos de ejercitación. Como era de esperar, Estados Unidos estaba en la vanguardia, muy por delante de Japón en varios sentidos. Sin embargo, tuve una decepción al ver que allí nadie practicaba la recuperación de la vista, algo que sin duda interesa mucho a los pacientes. Tras regresar a Japón, empecé a concebir un programa original de mejora de la vista, una mezcla de mi Método Nakagawa y lo que aprendí en Estados Unidos.

Capítulo 2

EL RÁPIDO INCREMENTO DE LOS CASOS DE MIOPÍA NOS ESTÁ QUITANDO NUESTRO PODER DE VER

Para la mayoría de la gente de negocios, el ordenador es indispensable. Muchas de estas personas miran sus monitores durante más de diez horas al día. Si no se ocupan de la miopía inducida por estas sesiones prolongadas ante las pantallas, pueden contraer asombrosas enfermedades oculares.

LA PÉRDIDA DE VISIÓN ES UNA SEÑAL IMPORTANTE QUE NOS ENVÍAN NUESTROS CUERPOS

Puede sonar increíble, pero los japoneses están perdiendo su capacidad de ver. Lo sé. He sido testigo de esta realidad con mis propios ojos. Y no he dejado de sentirme frustrado ante la indiferencia que ello ha suscitado, hasta llegar al lamentable estado en que nos encontramos hoy día.

Permíteme ilustrarlo por medio de los datos más recientes obtenidos de las pruebas de agudeza visual realizadas por mi empresa, el Gimnasio de la Visión. Estos datos abarcan un centenar de individuos, tanto adultos como niños.

Estas pruebas se ajustan a las normas internacionales Landolt, establecidas en 1909. Definen la agudeza visual como la visión clara –por oposición a confusa– de formas por parte de los ojos abiertos de forma normal –por oposición a entrecerrarlos– durante tres segundos. Al final de este libro encontrarás una tabla sencilla de visión ocular Landolt C, así que puedes, si lo deseas, medir tu agudeza visual por ti mismo. Con este fin, sitúate a tres metros de distancia de la tabla y mide tu agudeza visual con ambos ojos abiertos, así como la agudeza visual de cada ojo, independientemente. En una tabla oficial hay cinco anillos rotos alineados en cada fila horizontal, y cuando la persona se equivoca a la hora de decir por dónde están abiertos dos de ellos, su vista no se considera aceptable.

El Gimnasio de la Visión es el único centro de atención oftalmológica de Japón especializado en el poder de ver. Gente de todo el país nos visita todos los días en busca de consejo. El 40% proviene de la zona metropolitana de Tokio, mientras que el 60% procede del resto del país y del extranjero. Por esta razón, estoy seguro de que los datos que voy a presentar representan la media nipona.

Específicamente, los resultados muestran que la visión del 63% de los niños es inferior a 0,1 y que la del 48% de los adultos está por debajo de 0,01. Puesto que 0,01 es la calificación visual más baja posible, *se puede asegurar que cerca de la mitad de los adultos han perdido visión; afirmar que padecen miopía es quedarse cortos*. A menos que abordemos el problema de la recuperación de la vista con toda seriedad, en medio de una situación tan grave no tenemos esperanzas de restaurar nuestro poder de ver.

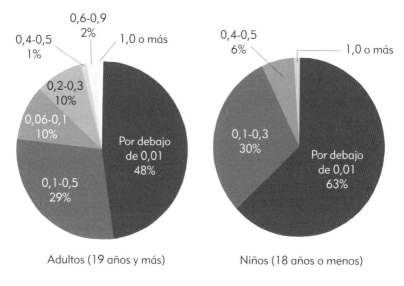

Adultos (19 años y más)   Niños (18 años o menos)

Fuente: Gimnasio de la Visión, septiembre de 2012.

La disminución de la visión es una advertencia que surge de la capacidad natural del cuerpo para curarse –un poder con el que todos nacemos– y, como tal, debemos agradecerla. El mensaje, básicamente, es el siguiente: «Si sigues abusando de tus ojos, tu vista continuará deteriorándose, hasta que finalmente te quedarás ciego». Nunca debes ignorar una señal de advertencia de este tipo. De hecho, aceptar la señal con gratitud, con un sentimiento de agradecimiento por la información proporcionada, es el primer paso hacia la recuperación de la vista.

A menos que comencemos a reconocer lo aborrecible que es la realidad de nuestro deterioro visual y tratemos de huir de ella y reflexionemos al respecto, un día perderemos la vista.

LA DISMINUCIÓN DE LA VISIÓN GENERA UN DETERIORO
DEL PODER DE VER DEL CEREBRO Y DE LOS OJOS

La causa fundamental de la miopía está clara: es la rápida informatización que ha tenido lugar durante los últimos veinte o treinta años. Hasta la fecha, *nuestros cuerpos no han sido capaces de adaptarse a un estilo de vida basado en mirar fijamente, desde muy cerca y durante períodos de tiempo prolongados, terminales de información, tales como ordenadores, teléfonos móviles, videojuegos y tablets.* Casi podemos oír gritar a los ojos: «¡Haz algo!». De hecho, estamos viviendo una situación sin precedentes en los cuatro millones de años de historia de la humanidad.

Antes de poder emprender cualquier acción, es necesario darle la orden al cuerpo. Este solo puede tomar medidas cuando el poder de ver del cerebro trabaja en conjunto con el poder de ver de los ojos.

Puesto que la visión se ha deteriorado tanto, el cerebro no está en condiciones de pensar siquiera, o de procesar información, por lo que no es sorprendente ver cómo la gente se vuelve cada vez menos activa. El declive de la vista está inextricablemente unido a la disminución de la capacidad académica de nuestros hijos y de la capacidad de pensar de los adultos.

Si llevas a cabo el siguiente experimento, verás lo que quiero decir. Sitúate de pie junto a un amigo, uno frente al otro. Uno de vosotros debe cerrar la mano en forma de puño y estirar el brazo hacia fuera. El otro debe tratar de hacer descender este brazo, empujando hacia abajo con tanta fuerza como pueda. Como verás, no va a ser fácil bajar el brazo, ya que está tenso.

A continuación, pon una venda en los ojos de la persona que tiene el brazo extendido, y probad a hacer lo mismo.

Sorpresa: en esta ocasión, el brazo baja sin problemas. Incluso puede obtenerse el mismo efecto vendando un solo ojo. Esto sucede porque cuando los ojos dejan de ver, el cerebro deja de trabajar, lo cual mina la capacidad de hacer fuerza con el brazo. De hecho, la disminución de la vista socava tu capacidad de recurrir a cualquier tipo de fuerza dentro de ti. La miopía inducida por las pantallas de los aparatos electrónicos, que se ha convertido en un problema social, le arrebata a la gente su fuerza de voluntad, así como su capacidad de concentrarse, de recordar, de imaginar, de ser creativa, de tomar decisiones e incluso de llevar a cabo ejercicios. En efecto, la reducción de la vista provoca una merma radical del poder del cerebro.

¿CÓMO TE VA CON TU ORDENADOR?

Echemos un vistazo a todo el daño que tu uso diario del ordenador les está ocasionando a tus ojos:

- Tus globos oculares, o la zona de alrededor de los ojos, está tensa.
- Padeces fatiga ocular.
- Los objetos se muestran desenfocados.
- Tus ojos están inyectados en sangre.
- Tienes dolor de cabeza mientras usas el ordenador o después de usarlo.
- Se te hace difícil mantener el foco visual.
- Ves doble.
- La pantalla adquiere un color raro.
- Pierdes la capacidad de concentrarte en tu trabajo.
- Empiezas a sentir molestias en la zona de alrededor de los ojos.

- Te cansas mucho, aunque uses gafas o lentes de contacto.
- La graduación de tus gafas o lentes de contacto está aumentando.
- Experimentas tensión o dolor en el cuello o los hombros.
- La espalda empieza a dolerte mientras trabajas.
- Sientes todo el cuerpo cansado.
- No parpadeas mucho.
- Te duelen los brazos, las muñecas o los hombros.
- Estás muy irritable.
- Empiezas a cometer errores tipográficos con frecuencia.
- Te enojas sin motivo.

Si te ves afectado por tres de los veinte fenómenos enumerados, puede ser que estés sufriendo el síndrome SVI (síndrome visual informático). El SVI es una dolencia que no solo afecta al cuerpo, sino también a la mente. Aunque no hay estadísticas precisas, a juzgar por la forma en que están extendidos los ordenadores hoy en día, se cree que hay decenas de millones de personas que padecen esta afección solo en Japón.

A pesar de la gravedad de la situación, la mayoría de los usuarios de ordenadores personales no están adoptando las medidas pertinentes. Incluso si sienten que algo va mal con sus ojos, no atienden el problema de forma correcta; creen que están experimentando solo unos síntomas temporales.

Recientemente, dos editoras me visitaron para hablar acerca de la publicación de este libro. Ninguna de ellas llevaba gafas, y cuando les pregunté, ambas respondieron que gozaban de una vista fantástica desde sus días de juventud.

Tan solo para asegurarme, evalué su agudeza visual, y los resultados fueron sorprendentes: los ojos de la señora A presentaban una agudeza visual de 0,7 (los dos), mientras que el ojo derecho de la señora B mostraba una agudeza de 1,0 y el ojo izquierdo, de 0,8. Estos números distaban mucho de ser buenos: esas mujeres eran claramente miopes. Sorprendidas por esos resultados inesperados, ambas explicaron que últimamente tenían que trabajar más con el ordenador y sentían que su visión se había resentido como resultado de ello.

Las animé a emprender mi programa de ejercitación de la visión (un entrenamiento para la recuperación de la vista que encontrarás en el capítulo 3), e inmediatamente la agudeza del ojo derecho de la señora A alcanzó 1,0 y la de su ojo izquierdo, entre 1,0 y 1,5. En el caso de la señora B, la agudeza de sus dos ojos mejoró hasta 1,2. Como puedes ver, si estás en una fase temprana de la miopía, tu agudeza visual puede volver a la normalidad en poco tiempo.

A raíz de este episodio pasé a estar convencido de que ya no quedan prácticamente japoneses que gocen de una buena vista. Al igual que ocurrió con las dos damas, *muchos de los que piensan que tienen una buena vista en realidad se están engañando. Con toda probabilidad, su visión ha disminuido, mermada por el resplandor del ordenador personal antes de que se dieran cuenta.*

LA MIOPÍA INDUCIDA POR EL ORDENADOR ES LA NUEVA GRIPE

Los seres humanos modernos abusamos de nuestros ojos. A diferencia de tiempos pasados, en que solíamos despertarnos con la salida del sol y acostarnos después del ocaso, permanecemos despiertos hasta tarde cada noche, viendo la televisión o DVD, jugando a videojuegos o navegando por Internet. Los comercios abiertos las veinticuatro horas son un hervidero de gente, incluso a medianoche. Cuanto más se acorta el tiempo de sueño, más trabajo extra llevan a cabo los ojos, lo cual nos priva del suficiente descanso.

Las pantallas LCD de los ordenadores y los teléfonos inteligentes tampoco están ayudando. *Cuando estás con tu ordenador, mirando la pantalla LCD a muy corta distancia, en realidad permaneces en un estado continuo de tensión, con las pupilas dilatadas durante un tiempo prolongado. Estás abusando de los músculos de alrededor de los ojos, lo que hace que tu vista degenere en miopía.*

Además, la tecnología LED utilizada para iluminar estas pantallas también plantea un problema. El porcentaje de luz azul, una luz de longitud de onda corta, es alto en este tipo de iluminación; y en comparación con la luz natural del sol, aquella supone una carga más pesada para los ojos. Si bien puede dar lugar a un ahorro energético y ser más beneficiosa para el medio ambiente, no beneficia a los ojos de ninguna de las maneras. De hecho, estudios recientes muestran una relación causal entre la luz azul LED y la degeneración macular –una enfermedad por la que la zona de la mácula de la retina degenera.

Yo llamo a esta manifestación de la miopía, que avanza sin parar, *miopía inducida por el ordenador*. La mayoría de las personas que nos visitan en el Gimnasio de la Visión son individuos con ocupaciones que implican el uso rutinario de este aparato (ingenieros de sistemas, programadores, diseñadores gráficos...).

Si comparamos la miopía tradicional con una enfermedad vírica convencional, podemos decir que la miopía inducida por el ordenador es una nueva cepa de gripe. Este tipo de miopía afecta al cuerpo y a la mente; y al igual que una enfermedad infecciosa, sigue extendiéndose, cobrándose como víctimas a los usuarios de los ordenadores, uno tras otro.

Incluso si recuperas la vista, si después te despreocupas, los síntomas vuelven a aparecer muy pronto, y si no tomas medidas, pueden conducirte a la pérdida de la visión.

Después de usar el ordenador durante siete u ocho horas en el trabajo, a continuación miras la pantalla de tu teléfono móvil y cuando regresas a casa, te dedicas a navegar por Internet. Un estilo de vida como este es un caldo de cultivo para la miopía inducida por el ordenador.

No hace mucho tiempo se solía decir que cuando la persona llegaba a los veinte años de edad (aproximadamente), la miopía cejaba en su avance debilitante. Pero en la época actual no parece detenerse. Como indican los datos que te mostré anteriormente, el 48% de los adultos presentan una agudeza visual de 0,01 o menos. Puesto que las complicaciones derivadas de la miopía también están en auge, adivino un aumento del número de individuos que, entre los veinte y los cuarenta años, buscarán ayuda contra el glaucoma. Por cierto, en el caso del glaucoma, que es causado por la miopía, en mi opinión, la visión disminuye porque los malos tratos a los que se ven sometidos los ojos y la disminución extrema del flujo sanguíneo del cuello para arriba evitan que el nervio óptico reciba la nutrición necesaria.

El ordenador es, sin duda, indispensable en nuestra vida cotidiana. Sin embargo, al mismo tiempo, nunca debemos olvidar que también es un verdadero monstruo que puede infligirnos un golpe mortal.

¿Tienes el hábito de mirar solamente con un ojo?

Cuando utilizas tu ordenador, *smartphone*, *tablet* o video-consola durante todo el día, no puedes sino acabar mirando con un solo ojo.

Por lo general, cuando miras un objeto, diriges ambos ojos a un punto fijo al mismo tiempo. Sin embargo, puesto que los terminales de información de hoy día te obligan a poner los ojos muy cerca de las pantallas (entre treinta y cincuenta centímetros) durante largos períodos de tiempo, los músculos se dan por vencidos, lo que te obliga a mirar con un solo ojo. De hecho, oscilas arbitrariamente entre la modalidad de mirar con los dos ojos y la de mirar con un solo ojo. Esto se debe a que es más cómodo proceder de esta manera. De hecho, basta con un solo ojo para poder ver, ya que las pantallas LCD de este tipo de dispositivos son todas planas y cercanas.

Hay una razón más por la que terminas usando un solo ojo: el texto se muestra de forma horizontal, de izquierda a derecha.

Excluyendo los libros y periódicos japoneses, el formato horizontal está predominando en Japón. Casi el 100% de lo que llamamos documentos presentan hoy día una disposición horizontal, e incluso se está optando cada vez más por este diseño en la correspondencia privada. Además, los textos que se muestran en las pantallas de los ordenadores y los dispositivos manuales están, en términos generales, dispuestos también en horizontal, tal vez para seguir unos estándares globales.

En el proceso de leer, si el texto está dispuesto en vertical, ambos ojos se mueven desde arriba hacia abajo: el foco es un punto que se encuentra a una distancia que es la misma para los dos ojos. Por el contrario, si el texto se encuentra dispuesto en horizontal, los ojos se mueven de izquierda a derecha, y cada ojo se enfoca en un punto ligeramente distinto. *Puesto que el enfoque cambia a cada momento a medida que los ojos pasan por el renglón, la disposición horizontal del texto somete a los ojos a una tensión continua. Como consecuencia, resulta más cómodo leer con un solo ojo.*

Por supuesto, algunas personas pueden leer más eficazmente de izquierda a derecha a causa de la forma o ubicación de sus ojos. Además, según la edad, a determinados individuos les resulta más cómodo leer de izquierda a derecha. De todos modos, la escritura de la cultura japonesa es originalmente de tipo vertical, ya se trate de hacer caligrafía o de escribir novelas. Si bien las opiniones sobre el nivel de confort pueden variar en función de la persona, la escritura vertical es sin duda menos cansada.

Con todo, es fácil caer en el hábito de mirar con un solo ojo, que se convierte en objeto de una gran carga, lo que incrementa las probabilidades de desarrollar miopía. Ver con un solo ojo también puede tener un impacto negativo sobre el sistema nervioso, las hormonas, el apetito, el sueño y el bienestar físico general, lo que fomenta frecuentes cambios de humor.

¿Por qué se produce la miopía inducida por el ordenador?

Como ya he dicho, la miopía es como una gripe. Y se está empezando a extender la idea de que esta es la causa de todas las enfermedades incurables: neumonía, enfermedades del miocardio, insuficiencia cardíaca congestiva, meningitis, mielitis, el síndrome de Guillain-Barré, neuritis múltiple o miopatía inflamatoria, entre otras.

Puesto que la miopía es también una afección, si no se resuelve pueden aparecer ciertamente diversas complicaciones. Y si estas complicaciones no se abordan, se puede acabar por perder la vista. *En los peores casos, la miopía inducida por el ordenador es la causa principal de algunas enfermedades incurables.* Por lo tanto, no basta con recuperar la vista. También es necesario eliminar cualquier obstáculo que impida el flujo de la sangre a los ojos y tomar otro tipo de medidas para evitar la ceguera.

«¿Cómo? ¿Quedarme ciego? ¿¡Solo por utilizar demasiado el ordenador!?», puede ser que exclames burlonamente. Pero echa un vistazo a los siguientes datos y te darás cuenta de que el asunto no tiene nada de gracioso.

CAUSAS DE LA PÉRDIDA DE LA VISTA ENTRE LOS JAPONESES
(Fuente: Documento de Trabajo del Grupo de Estudio del Ministerio de Salud, Trabajo y Bienestar Social, año 2007).

1. Glaucoma (20,9%).
2. Retinopatía diabética (19%).
3. Degeneración del pigmento de la retina (13,5%).
4. Degeneración macular (9,3%).
5. Atrofia óptica/atrofia coriorretiniana (8,6%).
6. Miopía avanzada (7,8%).
7. Enfermedad de la córnea (3,4%).
8. Cataratas (3,2%).
9. Otros (14,3%).

Entre estas causas, los factores 1, 4, 5, 6 y 8 aparecen como resultado de complicaciones derivadas de la miopía. Si sumas los porcentajes, esto equivale a un 49,8%, por lo que podemos estar seguros de que *aproximadamente el 50% de las causas de pérdida de la vista tienen relación con la miopía*.

En otras palabras, podemos establecer el siguiente recorrido: abuso de los ojos→miopía→intensificación de la miopía→complicaciones→pérdida de la vista. Como puedes ver, nunca debes tomarte la miopía a la ligera y despreocuparte al respecto. Lo fundamental, como primer paso, es que sepas exactamente cómo tienes la vista y que te des cuenta del daño que te ha ocasionado el uso de los ordenadores hasta el momento.

Si crees que padeces miopía inducida por el ordenador, toma medidas de inmediato. En el capítulo 3 te presento un programa de ejercitación específico para ayudarte a mejorar la visión.

Huelga decir que evitar la tragedia de perder la vista tendrá un impacto decisivo en tu futuro.

LA POSTURA INCLINADA HACIA DELANTE PROVOCA EL SÍNDROME DEL CUELLO RÍGIDO

La mayoría de la gente no se toma en serio la rigidez de los hombros y del cuello. Cuando utilizas el ordenador durante largos períodos de tiempo, los músculos se tensan como resultado de mantener la misma postura durante un tiempo prolongado, lo que acaba por dar lugar a una rigidez de hombros que puede extenderse al cuello y obstruir el flujo de sangre a los ojos y al cerebro. Por esta razón, la rigidez del cuello y los hombros juega un importante papel en la disminución de la visión.

Un vaso sanguíneo tan grueso como el dedo meñique suministra sangre al cerebro desde el cuello y los hombros a través de la arteria carótida interna, la arteria carótida externa y la arteria vertebral. A partir de ahí, y si concebimos los ojos y el cerebro como un todo, la sangre les llega a través de la arteria basilar, la arteria oftálmica y la arteria ciliar, entre otros vasos sanguíneos. En la zona del cuello y los hombros, además de los grandes músculos (el trapecio y el esternocleidomastoideo), hay muchos músculos pequeños agrupados, y cada vez que alguno de ellos se pone rígido, los vasos sanguíneos y los nervios quedan comprimidos. En consecuencia, el flujo hacia arriba de la sangre desde el cuello se ve mermado.

Según los datos de un determinado estudio, la rigidez de los hombros o el cuello puede hacer que el flujo de la sangre al cerebro se vea reducido al 25%. Cubrir las necesidades del cerebro, que es nuestra «sala de operaciones», para que realice un funcionamiento correcto con solo una cuarta parte de su suministro de sangre normal es absolutamente imposible. Sería como estrangularse uno mismo.

Otra de las consecuencias del uso del ordenador es que no solo provoca rigidez muscular, sino que también daña los huesos. *Cuando miras la pantalla durante largos períodos de tiempo, antes de que te des cuenta tienes la barbilla adelantada y la espalda encorvada. Cuando esto se convierte en crónico, el cuello pierde su curvatura natural y se vuelve rígido.*

Una causa importante de la rigidez de los hombros es precisamente este síndrome del cuello rígido, que en última instancia conduce a una disminución de la visión, dolores de cabeza, náuseas e incluso mareos. Si el flujo de sangre al cerebro se reduce drásticamente, ello puede provocar incluso una reducción de la secreción de hormonas, lo cual conduce a la depresión.

Tal vez has escuchado la canción clásica *Sukiyaki*, de Kyu Sakamoto. Pues bien, así como esta canción nos inspira a mirar hacia arriba, *sería una buena idea adoptar el hábito de mirar los objetos con el cuello ligeramente inclinado hacia arriba y el pecho hacia fuera*. Para ello, tienes que colocar la pantalla del ordenador o el *smartphone* delante de ti. Si sientes algún grado de rigidez en el cuello y los hombros, haz enseguida algo para evitarla.

Prueba a realizar los ejercicios siguientes mientras trabajas con el ordenador y una vez hayas terminado. No solo van a permitirte deshacerte de cualquier tensión, sino que también van a evitar que contraigas el síndrome del cuello rígido.

1. Ejercicios para reducir la tensión en el cuello

Junta las manos detrás de la cabeza y empuja esta hacia delante con las manos mientras haces que la cabeza empuje en el sentido opuesto, neutralizando la fuerza de las manos (durante diez segundos).

Coloca los codos sobre la mesa y permite que el mentón repose sobre las manos. Saca la barbilla y estira el cuello (diez segundos).

Agárrate el lado derecho de la cabeza con la mano izquierda e inclina el cuello hacia la izquierda. Haz lo mismo con el otro lado (diez segundos con cada lado).

2. Ejercicio para reducir la tensión en los hombros

Junta las manos detrás de la cabeza, gira ligeramente un hombro hacia un lado y estira. Haz lo mismo hacia el otro lado (diez segundos con cada lado).

EJERCICIOS PARA REDUCIR LA TENSIÓN EN EL CUELLO

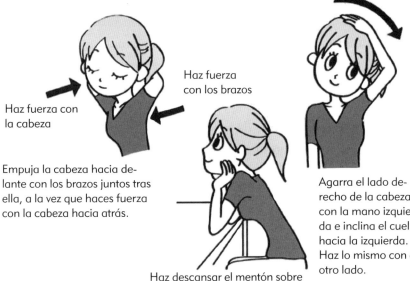

Haz fuerza con la cabeza

Haz fuerza con los brazos

Empuja la cabeza hacia delante con los brazos juntos tras ella, a la vez que haces fuerza con la cabeza hacia atrás.

Agarra el lado derecho de la cabeza con la mano izquierda e inclina el cuello hacia la izquierda. Haz lo mismo con el otro lado.

Haz descansar el mentón sobre las manos y sácalo hacia fuera.

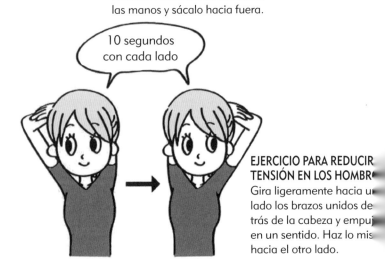

10 segundos con cada lado

EJERCICIO PARA REDUCIR TENSIÓN EN LOS HOMBROS

Gira ligeramente hacia un lado los brazos unidos detrás de la cabeza y empuja en un sentido. Haz lo mismo hacia el otro lado.

ABRE LOS OJOS 2

La vista de los pilotos

Ser piloto era uno de los sueños típicos de los niños. En su imaginación, el niño agarraba los mandos y hacía volar el avión a lo largo y ancho del mundo, hablando inglés de manera fluida y ganando un buen sueldo. Los tiempos han cambiado y el oficio de piloto ya no está entre los diez preferidos para la mayoría de los niños, si bien sigue habiendo bastantes que aspiran a serlo.

Hubo una época en que para poder optar a ser piloto el aspirante debía tener una agudeza visual de alrededor de 1,5 sin gafas. Hoy día, sin embargo, los pilotos que son formados por las principales compañías aéreas y los colegios de aviación civil no deben cumplir con ningún requisito en cuanto a la agudeza visual natural. De hecho, pueden optar a ser pilotos si la graduación de sus lentes es inferior a 4,5 dioptrías, lo que equivale a una agudeza visual de 0,05 aproximadamente (¡0,05; no 0,5!). ¿Se ha deteriorado tanto la vista de la juventud actual que ningún joven podría pasar la prueba para ser piloto con un criterio más estricto?

En el Gimnasio de la Visión recibo a muchos estudiantes miopes que quieren ser pilotos. Algunos de ellos tienen una agudeza visual de menos de 0,1 en ambos ojos, pero aun así se esfuerzan por volver a ver bien por medio de nuestros ejercicios, ya que tienen el propósito de surcar los cielos sin necesidad de usar gafas o lentes de contacto.

Un récord clínico

S. T., de la prefectura de Chiba, es un joven de veinticuatro años que no renunció a su sueño de ser piloto y logró ser admitido en el colegio de aviación civil. Gracias a que siguió las recomendaciones que le dimos en el Gimnasio de la Visión, logró estas mejoras:

- En cuanto a la miopía, las dioptrías de su ojo derecho descendieron de 3,75 a 0,50. Las de su ojo izquierdo, de 4 a 0,50.
- También tenía 0,50 dioptrías de astigmatismo en cada ojo, que se redujeron a 0.
- La agudeza visual de su ojo derecho pasó de 0,04 a 1,5, y la de su ojo izquierdo, de 0,05 a 1,0-1,5.

S. T. afirma que si no hubiese descubierto el Gimnasio de la Visión, probablemente se habría visto obligado a renunciar al sueño de ser piloto.

Capítulo 3

EJERCICIOS VISUALES PARA QUE EL CEREBRO PUEDA RECUPERAR EL PODER DE VER

Los ojos y el cerebro son como «colegas» que trabajan siempre juntos. Cuando se estimula el cerebro, los ojos mejoran, y cuando los ojos mejoran, el cerebro se estimula. Si llevas a cabo ejercicios para aumentar tus facultades de concentración, memoria e imaginación, tu poder de ver mejorará de forma natural.

SI PIENSAS QUE PUEDES VER, LO HARÁS. LO PRIMERO PARA RECUPERAR LA VISTA ES TRABAJAR CON EL CEREBRO

En tiempos antiguos, la gente dependía de la vista para vivir. El cerebro les daba a los ojos la orden «¡buscad una presa!», y estos se movían para proceder a la búsqueda, según la instrucción que se les había dado. Y la presa era detectada y cazada. Aquello que hace que los ojos se muevan sin descanso y que se fijen en algo es la orden del cerebro. Para mejorar la visión, es necesario reactivar este circuito.

La capacidad de nuestros antepasados de cazar probablemente recibió un gran impulso cuando sus cerebros empezaron a darles a sus ojos la orden de moverse para buscar y cazar presas; hasta ese momento, lo más probable es que persiguieran solamente aquello que aparecía en su campo de visión y que sus ojos permanecieran estacionarios. El uso del cerebro para mover los ojos y buscar supone una gran diferencia en lo que se refiere a la capacidad de cazar.

Ahora, sustituye el término *caza* por *sueños*. Esto implica que el cerebro recoge información a través de los ojos, la procesa y realiza sueños. En otras palabras: restablecer la vista conduce a hacer realidad los sueños.

Utilizando la tabla optométrica que encontrarás al final de este libro, mide tu agudeza visual en términos de la norma internacional Landolt y comprueba tus progresos. Si tu visión natural es superior a 0,3, haz la prueba sin utilizar gafas; si es inferior, hazla llevando puestas las gafas o lentes de contacto. Y si tu vista ha empeorado después de haberte sometido a cirugía láser, no te desesperes. El solo hecho de realizar la prueba puede ayudarte a mejorar la vista.

Convoca toda tu capacidad de concentración y cree firmemente «¡puedo ver!» antes de mirar la tabla optométrica. Tan pronto como descifres lo que ves en cada línea, desplaza los ojos a la siguiente. Si al principio ves borroso, no te preocupes. ¡Desafía los límites de tu visión! Ve comprobando si lo que crees ver se corresponde con las imágenes. ¡Te sorprenderá descubrir lo bien que ves en realidad! Y cuando vuelvas a medir tu agudeza visual con el criterio Landolt, tu sorpresa será aún mayor: tu agudeza visual habrá progresado cinco niveles.

Tu recuerdo de lo que es una visión clara (tu vista latente) está grabado en tu cerebro y permanecerá ahí durante el resto de tu vida. El objetivo de esta tabla optométrica, y de los ejercicios de este libro al respecto, es extraer y aprovechar esta vista latente. De esto se trata. Tu verdadera visión está durmiendo como un tronco dentro de tu cerebro.

La rapidez con que puedas recuperar esta visión vendrá determinada por la rigidez de tus músculos oculares. Si estos son víctimas de la falta de ejercicio y por lo tanto están rígidos, los efectos pueden no dejarse notar tan fácilmente, pero si están flexibles y elásticos, puedes esperar unos buenos resultados. Los músculos se mueven después de que el pensamiento haya llegado a ellos a través de los nervios, pero cuando los músculos oculares están duros y rígidos, las posibilidades de que les llegue información a partir de una transmisión neuronal adecuada son ínfimas (en el capítulo 4 te presento ejercicios para flexibilizar los músculos oculares).

Sin embargo, lo importante es lo que ocurre después. Una vez que experimentes una mejoría en tu vista, debes empezar a ejercitarla todos los días, paso a paso, llevarla al siguiente nivel —aquel en el que has estado soñando— y mantenerte allí. Todo consiste en ir siguiendo este proceso. Antes de que te des cuenta, tus dioptrías (tu grado de miopía o astigmatismo) van a descender. También vas a recobrar tu motivación y tu tenacidad.

No preguntes «¿cuánto mejorará mi vista?», porque la magnitud de la recuperación de tu vista depende enteramente de ti. Cuando experimentes una mejoría de tu agudeza visual, sentirás de modo natural que el cielo es el límite.

LA RAZÓN POR LA QUE SI CREES QUE PUEDES VER, PUEDES HACERLO

Existe la teoría de que aparece una sensación allí donde centramos la atención. Cuando te concentras y piensas que tu mente (tu consciencia) puede ver, la sensación de ver (la visión) surge de forma natural. Así es como restableces la normalidad de tu visión con el poder de la mente. Cuando esto sucede, lo único que tienes que hacer es mantener esa mejora. Esta es la quintaesencia de mi método de recuperación de la visión basado en los principios del control de los sentidos del yoga (el yoga al que me refiero aquí no consiste en ejercicios y posturas, sino en la filosofía que hay tras ellos y que constituye la base del zen y el budismo).

Todo lo que hay que hacer es fortalecer los músculos oculares de acuerdo con el principio de Roux: un uso moderado de los músculos los desarrollará, sea cual sea la edad de la persona, mientras que un uso excesivo o insuficiente causará su atrofia. Esto es todo en cuanto a la recuperación de la vista.

Corregir la visión acudiendo a opciones tales como las gafas, las lentes de contacto, la cirugía láser o la ortoqueratología sin curar la miopía o la hipermetropía es un enfoque típicamente moderno. En este libro se aborda un enfoque que está más acorde con mi voz interior —un enfoque de naturaleza más asiática, que evita la dependencia de medicamentos y procedimientos quirúrgicos.

Yo mismo padezco una leve presbicia. Mi visión de lejos es de 1,2. A los veintiocho años, mi agudeza visual se redujo a 0,6 y me volví un poco miope, pero pude llegar al 1,2 por mi cuenta. Incluso evité el avance de la presbicia tanto como pude, y mi visión de cerca me permite leer libros y tomar notas sin usar gafas. Por cierto, he abusado de mis ojos, al escribir cuatro o cinco libros al año; sin embargo, mi vista no ha experimentado ninguna merma. Después de todo, los cuido empleando el Método Nakagawa a diario —un método que yo mismo concebí, a partir de principios yóguicos de control de los sentidos y prácticas de filosofía oriental—. En última instancia, se trata de un enfoque basado en el poder de la mente de sacar a la luz capacidades latentes.

Tras haber enseñado este método durante casi cuarenta años, sé a ciencia cierta que ha obrado maravillas en muchas personas. Me siento orgulloso de este hecho, y realmente creo que estoy cumpliendo con mi propósito en la vida. En cuanto a mí, personalmente, espero permanecer siempre joven y saludable, puesto que el Método Nakagawa no es solamente un medio para un fin, sino también una forma de vida.

El yoga es un sistema presente en el amplio espectro de la filosofía asiática. Se dice que el budismo y el zen tienen sus orígenes en esta disciplina. Dentro del yoga tenemos el *pratyahara*, que, en pocas palabras, es el ámbito del control de los sentidos. Básicamente, parte de la idea de que «cuando uno se concentra y dirige su conciencia, aparece una sensación». Aplicado a la ciencia médica, este concepto también se refleja en la famosa técnica de relajación del psiquiatra alemán Johannes Heinrich Schultz llamada *entrenamiento autógeno*.

Dentro del Método Nakagawa hay dos clases de técnicas: las que utilizan la mente y las que utilizan los ojos, que pueden aplicarse en la medicina y la educación. En el yoga, los ejercicios constituyen un elemento del sistema. La disciplina que aplica los ejercicios del yoga a la gimnasia es el Pilates. Y el enfoque que los traslada al terreno de los ejercicios visuales es el Método Bates.

Es bastante difícil que te imbuyas de la idea de que es la mente, y por extensión el cerebro, la que ve las cosas. Existe un ejercicio visual que así lo demuestra.*

Se trata de una imagen en la que se sitúa un pájaro de color verde a la izquierda de una jaula, y otro de color rojo a la derecha. Si te concentras en el pájaro verde durante un minuto, cuando mires la jaula podrás ver la vaga imagen de un pájaro rojo.

De la misma manera, si te concentras en el pájaro rojo durante un minuto, cuando mires la jaula podrás ver la vaga imagen de un pájaro de color verde claro.

Tras haberte concentrado, el cerebro proyecta colores complementarios sobre el espacio en blanco de la página, lo que demuestra, de forma bastante irrefutable, que el cerebro está realmente viendo. Esto es algo que no puede ocurrir si el acto de ver tiene lugar realmente en los ojos.

Este ejercicio demuestra que la mente está tratando constantemente de lograr un equilibrio. (Para detalles al respecto, consulta el capítulo 2).

Pero ¿por qué se produce este fenómeno? La persona tiene recuerdos de ver los objetos con claridad antes de que tuviese lugar el deterioro de su vista; estos recuerdos están almacenados en el cerebro, junto con la información relacionada con la vista —tal como instrucciones sobre cómo mover correctamente los músculos oculares—. *El acto de pensar firmemente que puedes ver evoca los recuerdos de ver que han estado dormidos todo ese tiempo, e incluso trae de vuelta las sensaciones corporales que acompañan al acto de ver.*

---

* Existen recursos *online* para poder practicar este ejercicio.

¿CUÁL ES EL PODER DE VER DE TU CEREBRO?

En primer lugar, vamos a ver brevemente en qué situación se encuentra el poder de ver de tu cerebro.

¿Has estado experimentando alguno de los síntomas siguientes en los últimos tiempos?:

- Pierdes la concentración en el trabajo.
- Olvidas de inmediato lo que acabas de ver.
- Por más que lo intentes, no puedes organizar tus pensamientos.
- Se te hace tedioso leer, y si lees, no retienes lo leído.
- Te resulta difícil aprender algo nuevo.
- Las películas y los libros ya no te motivan.
- Te das por vencido a menudo; nunca intentas aguantar.
- No puedes inspirarte o tener ideas.
- Te sientes aturdido a menudo.
- Te deprimes fácilmente.

Si experimentas al menos tres de los síntomas mencionados, ¡cuidado! El poder de ver de tu cerebro podría estar mermado. Es muy probable que la información de lo que ves no se traslade correctamente al cerebro y que, por extensión, no la procese.

De hecho, muchas personas han caído en un estado que aparece bien descrito por el aforismo «si la mente está ausente, el ojo es ciego». Los *inputs* visuales de los ojos no llegan al cerebro o se desvían de él; no pasan correctamente la información. Imagina un equipo en una carrera de relevos que pierde su ventaja y termina el último porque a uno de sus corredores se le cae el testigo. Esto es lo que está sucediendo aquí.

Si tu ojo percibe el 100% de un objeto, a menos que el 80% de la información visual llegue a tu cerebro, no estarás convencido de haber visto ese objeto. Ha habido un aumento considerable del número de personas cuyos cerebros reciben un 0% de *inputs* visuales, o bien únicamente un 1 o un 2%. En el caso de la mayor parte de los individuos, el promedio es del 5%, lo que significa que la mayoría de la gente procesasolo la mitad de la información visual que captan sus ojos.

CON LOS OJOS Y EL CEREBRO, ¿1 + 1 = 1?

En la escuela primaria aprendimos que $1 + 1 = 2$. Pero *en las matemáticas especiales de los ojos y el cerebro, la respuesta no es 2. Es 1.*

En el capítulo 4 asumiremos el reto de ver una imagen en 3D (página 134). Decidí incluir esta imagen para ayudarte a lograr una visión equilibrada usando ambos ojos. Pues BIEN, esta imagen es exactamente la representación de lo que quiero indicar cuando afirmo que $1 + 1 = 1$.

Tomamos información desde ambos ojos de una manera equilibrada y luego unimos ambos *inputs* en el cerebro antes de obtener el reconocimiento de lo visto. La combinación de dos imágenes reflejadas en las retinas de los ojos izquierdo y derecho y el reconocimiento como una sola se denomina *fusión*. Este es el resultado del intercambio de información que tiene lugar en el área del cerebro conocida como cuerpo calloso. *Existe una diferencia sutil entre la imagen percibida por el ojo izquierdo y la percibida por el ojo derecho; el cerebro tiene en cuenta esta diferencia y produce la percepción de la profundidad y la visión tridimensional.* Si por algún motivo 1 + 1 pasan a sumar

2 —es decir, si las imágenes se superponen y ves doble–, dejarás de ver en 3D.

Cuando ves dos de algo que debe aparecer como uno, el cerebro, para evitar confusiones, inhibe la entrada de información procedente de los ojos, lo que entorpece aún más el poder de ver. Terminamos por percibir solamente imágenes planas –perdemos la capacidad de percibir la tridimensionalidad, la profundidad–, lo cual afecta negativamente, en consecuencia, a nuestra capacidad de pensar. Por ejemplo, uno se ve incapaz de aunar sus pensamientos, lo que hace que le resulte difícil aprender algo nuevo.

La mayoría de las personas que no logran percibir correctamente las imágenes en 3D padecen un desequilibrio en la entrada de información visual procedente de ambos ojos, a causa de la miopía, la hipermetropía, el astigmatismo, la ambliopía (ojo vago), el estrabismo (ojos cruzados) y la presbicia, entre otros factores. En consecuencia, el «paso del testigo» desde los ojos hasta el cerebro deja de ser fluido, y lo que originalmente era $1 + 1 = 1$ pasa a ser $1 + 1 = 2$.

Si este es tu caso –si los cálculos de tus ojos y tu cerebro siguen la lógica del $1 + 1 = 2$–, debes saber que tu cerebro no goza de un buen poder de ver.

GAFAS Y LENTES DE CONTACTO PARA LA MENTE

Para las personas con visión reducida es esencial llevar gafas o lentes de contacto. Naturalmente, desean no ver aumentada la graduación, aumento que es sinónimo de ver menos. Sin embargo, esto es justamente lo que ocurre en muchas ocasiones.

Antes se decía que la miopía deja de incrementarse después de que la persona ha cumplido los veinte. Sin embargo, hoy día, en la era de los ordenadores, los *smartphones*, las videoconsolas y otros dispositivos, la miopía avanza sin cesar, durante toda la vida de la persona.

Hace más de veinte años, cuando se produjo una inflexión ascendente en los casos de miopía y empecé también a ver un rápido aumento del número de consultas sobre la presbicia, empecé a preguntarme si era posible crear unas gafas o lentes de contacto que pudiesen contribuir a la mejora de la vista –apoyos visuales que no contribuyeran al agravamiento de la miopía o la hipermetropía.

La idea que se me ocurrió fue: «¿Por qué no diseñar gafas o lentes de contacto para el cerebro en lugar de para los ojos?». Puesto que es el cerebro el que ve en realidad, unos dispositivos oculares pensados para nuestra materia gris parecía un invento obvio, y a pesar de ello nadie había inventado algo parecido.

Así que forjé el concepto de *gafas y lentes de contacto de la vista* y lo afiné, sirviéndome de mis pacientes como sujetos de prueba mientras trabajaban con el Método Nakagawa. Al final, confirmé la existencia de su vista latente –su recuerdo de cómo era ver cuando aún veían con claridad–. Esto resultó decisivo en el diseño final de unas lentes especiales.

Desde entonces, con la ayuda de mis gafas y lentes de contacto de mejora de la vista, he podido ayudar a mis pacientes no solo a detener el avance de su miopía, hipermetropía, astigmatismo y presbicia, sino a llevar a cabo su recuperación. Estos dispositivos visuales son una creación original mía; no vas a encontrarlos en ningún otro lugar.

EFECTIVIDAD DE LAS GAFAS DE MEJORA DE LA VISTA
(DATOS MÁS RECIENTES)

Hipermetropía/vista débil

Nombre	Periodo	Antes	Después	Potencia dióptrica	
				Antes	Después
M. J., 7 años	5 meses	D 0,4 I 0,4-0,5	D 0,8-0,9 I 1,0-1,2	D +5,00C-0,50 I +1,75C-0,75	D +2,00C-0,25 I +1,25C-0,50
T. H., 7 años	6 meses	D 0,5 I 0,4	D 1,2 I 1,0	D +5,00C-0,25 I +5,75C-1,00	D +4,00C-0,50 I +3,75C-1,00

Mejora de la vista en niños y adolescentes

Nombre	Periodo	Antes		Después	
Y. E., 4 años	3 meses	D 0,7	I 0,7	D 1,2	I 1,5
A. T., 5 años	2 meses	D 0,7	I 0,7	D 0,7	I 1,2
T. T., 7 años	2 meses	D 0,6	I 0,7	D 1,2	I 1,0
M. R., 10 años	5 meses	D 0,4	I 0,5	D 0,8	I 1,0
I. Y., 13 años	3 meses	D 0,4	I 0,5	D 0,8	I 0,9
K. E., 13 años	4 meses	D 0,5	I 0,5	D 1,2	I 1,2
I. S., 13 años	6 meses	D 0,5	I 0,6	D 1,2	I 1,5
I. R., 14 años	1 mes	D 0,7	I 0,7	D 1,5	I 1,5
Y. T., 14 años	5 meses	D 0,5	I 0,5	D 0,8	I 1,0
H. Y., 18 años	menos de 1 mes	D 0,15	I 0,15	D 0,4	I 0,7

Mejora de la vista en adultos

Nombre	Periodo	Antes		Después	
T. H., 23 años	7 meses	D	0,4	D	1,5
		I	0,4	I	1,2
M. N., 25 años	1 mes	D	0,3	D	0,6
		I	0,3	I	0,7
Y. I., 26 años	14 meses	D	0,7	D	1,5
		I	0,8	I	1,5
K. S., 28 años	1 mes	D	0,3	D	0,7
		I	0,3	I	0,5
T. Y., 33 años	3 meses	D	0,4	D	1,2
		I	0,4	I	1,2
K. A., 33 años	6 meses	D	0,3	D	1,2
		I	0,4	I	1,2
H. Y., 36 años	3 meses	D	0,5	D	1,2
		I	0,5	I	1,5
K. M., 37 años	6 meses	D	0,4	D	1,0
		I	0,2	I	0,9
S. T., 37 años	1 mes	D	0,3	D	0,9
		I	0,4	I	0,9
E. N., 49 años	5 meses	D	0,4	D	1,0
		I	0,3	I	0,7
Y. S., 51 años	4 meses	D	0,3	D	0,9
		I	0,3	I	1,0

Mejora respecto de una enfermedad ocular

Nombre	Periodo	Antes		Después	
K. K., 58 años	3 meses	D	0,4	D	0,9
		I	0,5	I	1,2
T. I. 45 años	5 meses	D	0,5	D	1,5
		I	0,7	I	0,8
M. H., 52 años	5 meses	D	0,3	D	0,7
		I	0,4	I	1,0

Eficacia de las lentes de contacto de mejora de la vista

Nota: las segundas lentes de contacto para la visión muestran la agudeza visual lograda después de que las primeras indujeron una gran mejora de la visión.

Nombre	Periodo	Lentes de contacto		Segundas lentes de contacto	
		Antes	Después	Antes	Después
U. Y., 58 años	3 meses	D 0,4 I 0,3	D 1,2 I 1,0	D 0,4 I 0,3	D 0,7 I 0,8
				Potencia dióptrica	
				D -14,75C-1,00 I -12,25C-1,25	D -10,50C-1,25 I -10,00C-0,75

Nombre	Periodo	Lentes de contacto		Segundas lentes de contacto	
		Antes	Después	Antes	Después
N. M., 24 años	1 año	D 0,5 I 0,6	D 1,2 I 1,5	D 0,3 I 0,3	D 0,7 I 0,8
				Potencia dióptrica	
				D -7,25C-1,75 I -7,50C-1,75	D -5,25C-0,50 I -5,75C-0,50

Nombre	Periodo	Lentes de contacto		Potencia dióptrica	
		Antes	Después	Antes	Después
I. M., 41 años	1 año	D 0,3 I 0,3	D 1,5 I 2,0	D -4,75C-2,50 I -5,00C-2,75	D -2,25C-0,75 I -2,75C-0,75

Nombre	Periodo	Lentes de contacto		Segundas lentes de contacto	
		Antes	Después	Antes	Después
H. Y., 21 años	11 meses	D 0,4 I 0,4	D 1,2 I 1,2	D 0,3 I 0,2	D 1,2 I 1,2
				Potencia dióptrica	
				D -9,75C-5,25 I -8,25C-5,00	D -3,25C-3,00 I -3,50C-3,00

Nombre	Periodo	Visión sin ayuda		Potencia dióptrica	
		Antes	Después	Antes	Después
S. K., 28 años	9 meses	D 0,02 I 0,01	D 0,7 I 0,6	D -2,50C-0,75 I -2,50C-1,25	D -1,00C-0,25 I -1,00C-0,50

Nombre	Periodo	Visión sin ayuda		Potencia dióptrica	
		Antes	Después	Antes	Después
T. J., 54 años	1 año	D 0,01 I 0,01	D 0,5 I 0,3	D -3,75C-0,75 I -3,25C-1,50	D -1,75C-0,75 I -1,50C-1,00

Nombre	Periodo	Lentes de contacto		Segundas lentes de contacto	
		Antes	Después	Antes	Después
Y. S., 34 años	13 meses	D 0,7 I 0,7	D 0,9 I 1,0	D 0,5 I 0,5	D 1,0 I 1,0
				Potencia dióptrica	
				D -7,50C-1,00 I -8,00C-1,00	D -4,75C-0,50 I -5,50C-0,50

Nombre	Periodo	Lentes de contacto		Segundas lentes de contacto	
		Antes	Después	Antes	Después
T. K., 23 años	7 meses	D 0,7 I 0,7	D 2,0 I 0,9	D 0,7 I 0,7	D 1,2 I 1,0
				Potencia dióptrica	
				D -4,75C-0,25 I -2,50C-0,25	D -2,50C-0,50 I -2,25C-0,25

Nombre	Periodo	Lentes de contacto		Potencia dióptrica	
		Antes	Después	Antes	Después
T. U., 17 años	8 meses	D 0,6 I 0,6	D 2,0 I 2,0	D -5,50C-0,50 I -5,50C-0,75	D -3,25C-0,25 I -3,50C-0,25

Nombre	Periodo	Lentes de contacto		Segundas lentes de contacto	
		Antes	Después	Antes	Después
M. M., 36 años	11 meses	D 0,5 I 0,6	D 1,2 I 1,2	D 0,5 I 0,5	D 1,0 I 1,0
				Potencia dióptrica	
				D -6,50C-0,75 I -7,50C-0,50	D -4,25C-0,25 I -4,75C-0,25

TÉCNICA CEREBRAL N.º 1

EJERCICIOS PARA ESTIMULAR LA CAPACIDAD DE CONCENTRACIÓN

Mi linaje se remonta al clan Taira, la primera familia japonesa de samuráis. La llegada de la histórica Restauración Meiji —el principio del Japón moderno— fue anunciada por los samuráis. Japón es la tierra del Bushido —la tierra del código del samurái.

En 2012, en un capítulo de la serie épica *Kiyomori Taira*, que estaba mirando en la televisión, se pudo escuchar una famosa canción. Cantada en un estilo clásico, transmite el mensaje de que a pesar de que la vida puede presentar giros inesperados, nunca debemos olvidarnos de vivir totalmente presentes en el momento, es decir, de vivir la vida absortos en ella por lo interesante que la encontramos, al igual que los niños quedan tan absortos en sus juegos que pierden la noción del tiempo. Parece ser que este drama televisivo logró unos índices de audiencia extraordinarios, pero lo que a mí me causó una mayor satisfacción fue el tema musical de «vivir absorto por el interés».

La capacidad de estar totalmente implicado en la vida se refiere a la capacidad de estar muy enfocado, de mantener un nivel de concentración muy alto. Estoy seguro de que tú, querido lector, tuviste en tu infancia la experiencia de quedarte tan abstraído en un juego que no te diste ni cuenta de cómo pasaba el tiempo y seguiste jugando hasta que se hizo de noche. Si tu cerebro es joven y está activo, puedes ejercer tus poderes de concentración al máximo y llegar a sentirte absorbido por todo lo que emprendas.

Pero la concentración disminuye con el paso de los años. Y los problemas de visión desempeñan un papel en ello. En efecto, *cuando disminuye el* input *visual, también lo hace la estimulación del cerebro. Y cuando esto sucede, el cerebro comienza gradualmente a holgazanear, de modo que manda cada vez menos instrucciones a los ojos, lo que a su vez provoca una nueva reducción de la vista.* Concentrarse en algo cuando no se puede ver con claridad es realmente difícil. Los ojos se cansan con facilidad y se pierde la motivación. Últimamente, incluso los niños –quienes deberían estar tan absortos en sus juegos y otras formas de diversión que deberían perder la noción del tiempo– tienen dificultades para concentrarse a causa de sus problemas de visión.

Para romper el círculo vicioso del deterioro de la vista y el envejecimiento del cerebro, hay que revitalizar este último. Para ello, es esencial realizar ejercicios destinados a aumentar la capacidad de concentración.

EJERCICIOS OCULARES PARA ESTIMULAR LA CONCENTRACIÓN

Entre las técnicas destinadas a mejorar el funcionamiento del cerebro, la más importante es la concentración, la fuerza motriz que controla la visión (el sentido de la vista). Ya sabes que aparecen sensaciones en la zona donde ponemos la atención, y podemos afectar a dichas sensaciones de la manera en que queremos que cambien. ¡Vamos a experimentarlo!

Provocar una sensación con la conciencia
A. Lograr un cambio en la visión con la conciencia

Fija los ojos en un círculo negro con un radio de cinco centímetros y medio (lo encontrarás en la página 87) y concéntrate en él. ¿Acaso la zona de alrededor del círculo no empieza a aparecer luminosa? Y el círculo negro, ¿no parece hacerse más grande y más pequeño sucesivamente? ¿No parece denso algunas veces y tenue otras?

Tu percepción del círculo negro cambia cuando pones tu atención (cuando te concentras) en él: puedes hacer que aparezca un anillo brillante alrededor de él, hacer que se expanda y se contraiga o que sea más oscuro o más tenue. Esto no es una ilusión; es un hecho. Cuando te concentras (cuando te enfocas), aparecen las sensaciones.

B. Cambiar sensaciones con el poder del pensamiento

A continuación, concéntrate en el círculo negro e imagina que se hace grande. Poco a poco, lo vas viendo más grande de lo que es en realidad. Si repites este ejercicio, lo verás aún de mayor tamaño.

No te preocupes si tu percepción vacila al principio, haciendo que el círculo parezca mayor en unas ocasiones y menor en otras. Poco a poco, empezarás a verlo tan grande como te imagines que sea. Podrás hacer que tus percepciones cambien según tu voluntad.

Sin embargo, puesto que las sensaciones y las percepciones son subjetivas en esencia, si tienes dudas y te cuestionas que el círculo pueda hacerse realmente más grande, no podrás cambiar tu percepción a voluntad. Limítate a concentrarte y pensar: «¡Se ve grande!». Esta es la clave.

Para hacer realidad el poder de *ver por medio de pensar que puedes hacerlo*, los ejercicios destinados a estimular tu capacidad de concentración son vitales.

En el *Sutra del Corazón*, uno de los textos sagrados del budismo, hay un versículo que dice: «La materia es vacío», y otro que afirma: «El vacío es forma». Estos versículos, en esencia, señalan que el poder del pensamiento crea el poder de la vista.

Los colores son un medio de revelar el fenómeno de que las formas sean visibles por nuestros ojos. El cielo no tiene forma y es inmaterial, y expresa un mundo invisible a nuestros ojos. La esencia del mensaje de los versículos citados es que el mundo visible y el invisible son uno.

El Método Nakagawa restablece la visión a partir de la mera idea de que «si crees que puedes ver, ¡puedes hacerlo!». Esto se debe a que su esencia está expresada en el versículo «El vacío es forma» o, en otras palabras, en la idea de que la realidad de la materia es una ilusión.

Si piensas «¡puedo ver!» estando muy concentrado, vas a modificar realmente tu sentido de la vista y a empezar a cambiar de línea cuando mires la tabla optométrica (la encontrarás al final del libro); cada vez la verás con mayor definición. De hecho, podrás ver claramente entre una y seis líneas ubicadas por debajo de la última que hasta ahora veías bien.

Lo que es fundamental es que creas en tu propio poder mental. Si no lo haces, nunca podrás alterar la percepción de tus sentidos.

Al final, el destino de tu vista está en tus manos. Solo tú puedes hacer que mejore.

Mira fijamente el círculo negro y concéntrate. Al poco rato, su aspecto debería empezar a cambiar.

TÉCNICA CEREBRAL N.º 2
EJERCICIOS PARA POTENCIAR LA MEMORIA

Lo siguiente que puedes hacer para restablecer la vista es fortalecer la memoria. Como la concentración, también disminuye con la edad, pero no te rindas diciéndote cosas como: «Ya estoy muy viejo, así que supongo que no hay nada que hacer». La verdad es que es posible potenciar la memoria por medio de estimular el cerebro con información visual.

La manera de hacerlo es la siguiente: estampa las imágenes de lo que ves con claridad en tus retinas y grábalas en el cerebro. Practicar esto una y otra vez te ayudará a mejorar y estabilizar la memoria. Una vez que ocurra esto, tu memoria afectará positivamente a tu función de aprendizaje; se encenderá un interruptor, lo que hará que confíes en tu vista. Empezarás a anticipar claridad de visión en relación con cualquier cosa en la que deposites los ojos, y estos comenzarán a funcionar de nuevo sin problemas. El proceso interactivo de ver, registrar y anticipar que puedes ver hará que tu memoria y tu vista sigan mejorando.

Cada vez atiendo más consultas sobre la ambliopía, una afección que lleva a una disminución de la visión, aunque se lleven gafas o lentes de contacto. Este problema tiene lugar cuando el nivel de resolución de la retina desciende, lo que hace que el cerebro tenga dificultades para unir las imágenes con precisión. A menos que las imágenes que entran a través de los ojos se registren por primera vez en las retinas (se impriman en ellas), dichas imágenes son inútiles para el cerebro; no puede procesarlas.

Los ejercicios que presento a continuación son muy útiles para algunas personas con ojo vago.

Ejercicio de identificación de señales

Empezando desde arriba, mira durante unos segundos cada una de estas señales de tráfico y memoriza sus secuencias de color. Ahora tapa las señales y evoca el recuerdo de dichas secuencias. Dilo en voz alta; por ejemplo: «La de la derecha es gris, la del medio es blanca, la de la izquierda es negra». Prueba a hacer lo mismo con el libro puesto en horizontal.

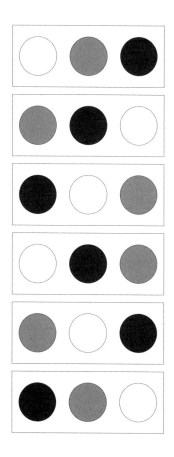

Ejercicio para mejorar la memoria numérica

En la parte derecha de esta página puedes ver números compuestos por entre tres y siete dígitos. Toma un lápiz y una hoja de papel. Empezando por la línea superior, memoriza los números; dedica solamente un segundo a mirar cada uno.

267

3894

35812

284731

7649153

Ahora, tapa el primer número con un dedo (asegúrate de ocultar todos los dígitos totalmente) y anótalo. Si es correcto, pasa a la siguiente línea, donde se encuentra un número con más dígitos, y haz lo mismo. Si llega el momento en que te equivocas, vuelve a empezar desde la primera línea. Después de acertar todos los números varias veces, mira dos o tres números a la vez antes de escribirlos de memoria.

Cuantos más dígitos y líneas de números seas capaz de procesar a la vez, más estará mejorando tu memoria.

TÉCNICA CEREBRAL N.º 3
EJERCICIOS PARA INTENSIFICAR LA IMAGINACIÓN

Charles Chaplin, el rey de la comedia, dijo en una ocasión: «La vida puede ser maravillosa si no le tienes miedo. Solo se necesita valor, imaginación… y un poco de pasta». En una de sus obras maestras, *Candilejas*, Chaplin, que interpreta al protagonista, evoca lo que le indicó su padre cuando era niño. Señalando a su cabeza, dice: «[…] este es el mayor juguete jamás creado. Aquí reside el secreto de toda felicidad».

De la imaginación brota lo nuevo. Todo el mundo utiliza este poder al máximo en su vida cotidiana.

La imaginación también guarda relación con la visión. Estimularla, de hecho, conduce a la restauración de la agudeza visual.

La imaginación es el poder de agrandar y dar forma en el ojo de la mente a cualquier imagen de cualquier cosa que uno no reconoce o entiende claramente. Es el poder de llenar los espacios en blanco. Esta facultad de formar imágenes en la mente, sin embargo, no opera en el vacío, o en un estado carente de información. Como sabemos, se basa en la información previamente recopilada por los cinco sentidos. *Dado que el 80% de toda la información exterior que incorporan los seres humanos es de origen visual, una fuente importante de la imaginación, sin duda, son los ojos.*

He aquí un sencillo experimento que muestra cómo la vista influye sobre la imaginación. En primer lugar, ponte de pie, cierra los ojos y luego inclínate hacia delante. Cuando no puedas doblarte más, abre los ojos y ve hasta dónde llegan tus manos. A continuación, toma una banda de goma y extiéndela, tirando hacia la derecha y hacia la izquierda. Asegúrate de que la ves estirarse. Seguidamente, cierra los ojos e inclínate hacia delante otra vez. He aquí que, por alguna razón, puedes doblarte más que antes. Por el solo hecho de mirar cómo se alarga la goma, el cerebro imagina que los músculos también lo hacen, que se vuelven más flexibles. Después, el cuerpo se comporta en consecuencia.

Se dice que los deportistas de élite, antes de una competición importante, siempre visualizan aquello que se proponen llevar a cabo. De hecho, hay pruebas científicas de que el entrenamiento en la visualización positiva puede mejorar el rendimiento de un deportista; no es ningún mito.

Ejercicio para incrementar la capacidad de imaginar

Siéntate y relájate en una silla en la que estés acostumbrado a sentarte. Cierra los ojos y, después de tomar unas diez respiraciones profundas, imagínate con la visión restablecida, viéndolo todo con claridad cristalina. En esta visualización, aun cuando no estés usando gafas o lentes de contacto, puedes ver claramente todo aquello que aparecía borroso frente a tus ojos desnudos. Por último, proclama firmemente para tus adentros: «¡Mi vista se ha recuperado!». A continuación, abre lentamente los ojos.

Haz esto durante tres minutos al día y verás cómo mejora tu vista, gracias al poder de tu imaginación.

TÉCNICA CEREBRAL N.º 4
EXPANDE TU CAMPO DE VISIÓN Y EVITA LA VISIÓN DE TÚNEL

Cuando tu campo de visión se estrecha, puedes perder tu sentido de la dirección y tener dificultades para averiguar qué camino tomar antes de emprender la acción. Si tu visión es estrecha, tiendes a sentirte aislado e indefenso, ya que no puedes ver claramente lo que está sucediendo fuera del alcance de tu visión, lo cual hace que estés ansioso por lo que te rodea. Como sugiere la antigua expresión japonesa *shimensoka*, incluso puedes experimentar una sensación de hostilidad, de estar rodeado de enemigos. Cuando hablamos de *estrechez de miras*, también nos estamos refiriendo a las personas que solo pueden ver las cosas de forma unilateral.

Cuando nos fijamos conscientemente en algo y nos centramos en ello, dejamos de percibir lo periférico. Por el contrario, si intentamos ver lo periférico, perdemos el foco. Si miramos a la derecha, perdemos de vista lo que hay a la izquierda. Si miramos a la izquierda, perdemos de vista lo que hay a la derecha. Del mismo modo, si miramos hacia arriba, no podemos ver lo que hay abajo, y si miramos hacia abajo, no podemos ver lo que hay arriba. Así pues, en cierto sentido, el acto de ver conduce inevitablemente a un estado de *shimensoka*, o paranoia inducida por la visión de túnel.

Pero no podemos limitarnos a levantar las manos y decir: «¡Así es la vida!». Si nuestro campo de visión es estrecho, fácilmente dejaremos de percibir algunas señales visuales fundamentales que pueden ayudarnos a detectar una amenaza inminente. Si lo recuerdas, en el capítulo 1 hablaba de las personas que chocan entre sí en las calles o en los andenes de las estaciones, donde algunas incluso han caído a las vías. Este tipo de accidentes tienen lugar, las mayoría de las veces, cuando la gente está mirando fijamente sus pequeñas pantallas LCD, lo cual limita temporalmente su campo de visión.

Determinadas afecciones oculares, como el glaucoma y el desprendimiento de retina, y otras enfermedades cerebrales —como el infarto, la hemorragia y el tumor—, pueden dar lugar a una visión estrecha (o constricción del campo visual) o a una visión parcial (defecto del campo visual). En estas situaciones, *shimensoka*, o la paranoia que surge de la estrechez de visión, es el menor de los problemas; porque en estos casos incluso las personas que gozan de un campo de visión amplio corren el riesgo de perder la vista —o, en el peor de los casos, la vida.

Sea como sea, es fundamental, para el bienestar de los ojos y el cerebro, ampliar y mantener el campo de visión. De esta manera, cada vez que objetos que estén fuera de tu campo de visión entren en él serás capaz de verlos desde varios ángulos y pensar sobre ellos de distintas maneras. Incluso estarás tranquilo cuando empieces a percibir cambios sutiles en tu entorno.

El siguiente ejercicio hará que tus ojos y tu cerebro trabajen juntos de manera más eficaz para ampliar tu campo de visión.

Ejercicio para ampliar el campo de visión

Observa la ilustración de la página siguiente, situando el libro a unos quince centímetros de distancia; mientras observas el punto central, ve ampliando tu alcance visual para incluir más y más de los números que se extienden en las ocho direcciones. En primer lugar, empieza por registrar los números dispuestos arriba y abajo; a continuación, los dispuestos a derecha e izquierda, y finalmente los dispuestos en diagonal. Cuando seas capaz de ver los números de esta manera, imagina que dibujas un círculo alrededor de ellos, desde los que están cerca del punto hasta los más exteriores, mientras vas ampliando progresivamente el alcance de tu visión.

Esto puede resultar difícil al principio, pero poco a poco podrás ver todo el recorrido hasta los números exteriores, con claridad de visión.

TÉCNICA CEREBRAL N.º 5
HAZTE AMIGO DEL CONTRASTE ENTRE LA LUZ Y LA OSCURIDAD

Uno de los rasgos que definen a la persona con problemas de visión es que la deslumbra fácilmente la mayor parte de lo que ve. Se considera que la sensibilidad de dicha persona a los contrastes entre la luz y la oscuridad se ha atrofiado.

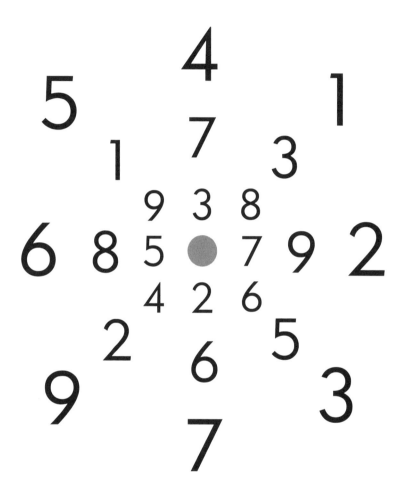

La pupila ajusta la cantidad de luz que entra en el ojo y, bajo el control del sistema nervioso autónomo, se expande cuando se tensa y se contrae cuando se relaja. Así que si los ojos experimentan una tensión provocada por estar mirando algo próximo, las pupilas permanecen ligeramente dilatadas, y cuando uno expone sus ojos a una gran afluencia de luz, estos se deslumbran, a lo que también puede contribuir la edad avanzada: el control del sistema nervioso autónomo sobre las pupilas se debilita, y estas no reaccionan con agilidad.

Hablando de pupilas, ¿no son fascinantes las de los gatos? Largas y delgadas, dispuestas en vertical, se dice que los ayudan a ver muy bien por la noche, gracias al hecho de que se dilatan tanto en la oscuridad que pueden permitir una gran afluencia de luz en los ojos.

Hubo un tiempo en que los *ninja* se interesaron mucho por las pupilas de los gatos. Puesto que cambian de tamaño con la hora del día, examinaban el grado de dilatación de las pupilas de estos felinos para saber qué hora era. Tal vez tomando como inspiración este rasgo, o tal vez no, la formación que recibían los *ninja* incluía practicar cómo detectar un cuervo en el cielo nocturno.

Como te puedes imaginar, un cuervo en un cielo nocturno negro como el carbón se fundiría con la oscuridad, lo cual haría difícil distinguirlo. Te diré cómo lograrlo: tienes que mirar a la zona del cielo donde crees que puede estar el ave en ese momento y luego fijar la mirada ligeramente por debajo de esa zona y buscarlo en la periferia del campo visual.

Esto es maravillosamente lógico. Permíteme que te lo explique. Cuando miras un objeto, la luz se recibe en la zona macular —también conocida como mancha amarilla— que se encuentra en la retina. En la zona macular se hallan los conos (las células fotorreceptoras), que reaccionan ante la luminosidad. En contraste, los bastoncillos (las células fotorreceptoras concentradas en los bordes exteriores de la retina) trabajan mejor con poca luz. Por esta razón, las probabilidades de detectar un cuervo en el cielo nocturno son mayores si miramos a la oscuridad con la visión periférica.

Con la comprensión de este mecanismo del cerebro, el sistema nervioso y los ojos, y adaptándonos a distintos niveles de luz, nosotros —igual que los *ninja*— podemos desarrollar aún más el potencial de nuestro poder de ver.

Cuando conocí a Tetsuji Kawakami, leyenda del béisbol, me dijo que había experimentado un milagro. Para mi sorpresa, el «milagro» del que estaba hablando se refería a su asombrosa habilidad de adaptarse a distintos entornos lumínicos; realmente tenía relación con su capacidad de potenciar su poder de ver.

Cuando Kawakami era un jugador profesional de béisbol en activo, se entrenaba en los jardines del río Tama desde la mañana hasta la noche. Un día, cuando el cielo estaba considerablemente oscuro, el lanzador arrojó una bola rápida. Kawakami afirma que esa bola se detuvo en el aire por un instante.

Yo no creo que se tratara de una mera ilusión óptica. Si bien existe la posibilidad de que la impresionante agudeza visual y la sorprendente capacidad de concentración de Kawakami hicieran que la pelota pareciese detenerse en el aire, como en una imagen congelada, creo que lo que le ayudó a tener esa impresión, mientras sus ojos se adaptaban a las condiciones de luz del momento, fue el contraste —la diferencia entre la parte más oscura de su visión y la más luminosa.

Durante el día se ve la pelota en condiciones de buena luminosidad, bajo una luz muy brillante. En este caso, el contraste visual es relativamente leve. Sin embargo, cuando se acerca el crepúsculo y los ojos se acostumbran a la poca luz, la pelota adquiere relieve; visualmente, contrasta más con el entorno. Con su color blanco puro destacado en marcado contraste con la oscuridad, la imagen de la pelota debió de haber quedado tan claramente registrada en los ojos de Kawakami que posiblemente fue capaz de percibirla de forma vívida, hasta el más mínimo detalle.

No tengamos dudas al respecto: los ejercicios que nos ayudan a adaptarnos a los entornos claros y oscuros o que agudizan nuestra sensibilidad a los contrastes resultan beneficiosos para la práctica del deporte y la conducción nocturna.

Ejercicio para adaptarse a las condiciones de luz y oscuridad

Sal al exterior en un día soleado y permanece bajo la luz del sol durante unos treinta segundos con los ojos cerrados. A continuación, tápate los ojos con ambas manos para verlo todo negro, durante otros treinta segundos. Lleva a cabo cinco veces esta secuencia. Cuando cierras los ojos bajo el sol, las pupilas se contraen, y cuando los cubres con las manos, se dilatan. De esta manera, este ejercicio activa el sistema nervioso autónomo y refuerza la capacidad de las pupilas de abrirse y cerrarse.

Ejercicio para mejorar la sensibilidad al contraste visual

Mira el sol durante un instante e inmediatamente cierra los ojos. Ahora tápate los ojos con las manos y aguarda a que

EJERCICIO PARA ADAPTARSE A LAS CONDICIONES DE LUZ Y OSCURIDAD

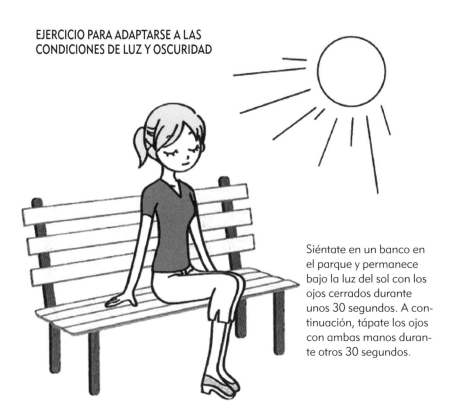

Siéntate en un banco en el parque y permanece bajo la luz del sol con los ojos cerrados durante unos 30 segundos. A continuación, tápate los ojos con ambas manos durante otros 30 segundos.

EJERCICIO PARA MEJORAR LA SENSIBILIDAD AL CONTRASTE VISUAL

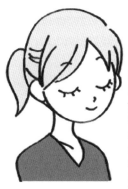

Mira el sol durante un instante y cierra los ojos enseguida. Ahora, tápatelos con las manos y aguarda a que la impronta de la luz desaparezca.

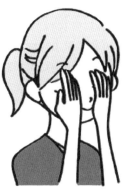

la impronta de la luz desaparezca. Realiza esta secuencia dos o tres veces. (Si el resplandor del sol es demasiado intenso para ti, enfoca los ojos justo debajo de él durante diez segundos antes de repetir la secuencia).

TÉCNICA CEREBRAL N.º 6
ACELERA LA COORDINACIÓN ENTRE LOS OJOS, EL CEREBRO Y EL RESTO DEL CUERPO

Durante los exámenes oculares, cuando señalo el símbolo de un anillo Landolt con una abertura en el lado derecho y pregunto en qué lado se encuentra esta, hay algunas personas que responden con confianza e incluso enfáticamente: «¡El izquierdo!». Cuando las insto a asegurarse –les pregunto: «¿De veras lo crees?»–, se dan cuenta de su error y responden, presas del pánico: «¡El derecho, el derecho!». Esto les ocurre a alrededor de una de cada cinco personas; al parecer, lo que ven con los ojos y lo que reconocen en el cerebro no coincide, por lo que este envía instrucciones equivocadas al resto del cuerpo.

Este fenómeno se puede comparar con el de una persona conduciendo en la dirección contraria a la que deseaba ir. ¿Por qué incluso yo –en raras ocasiones– me he encontrado conduciendo hacia Nagano cuando tenía pensado ir en el sentido opuesto, hacia Tokio? Mi mente debía de estar absorta al llegar al cruce, lo que me hizo equivocarme a la hora de tomar la salida hacia Tokio.

Sin embargo, cuando se está mirando uno de los anillos Landolt en un examen ocular, si se comete un error, no se debe a que la mente se haya distraído, ya que está concentrada en la tabla optométrica; es porque la coordinación entre el cerebro, los ojos y el cuerpo no es la correcta.

El siguiente ejercicio te ayudará a mejorar la capacidad de tus ojos de transmitir con precisión los *inputs* visuales al cerebro y la capacidad de este de procesar rápidamente esos *inputs* y enviar instrucciones al resto del cuerpo para emprender la acción apropiada.

El juego de «piedra, papel, tijeras» en versión unipersonal

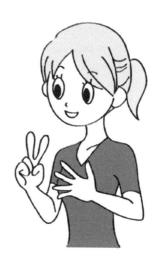

En este ejercicio, jugarás a «piedra, papel, tijeras» solo. En primer lugar, oculta las manos y ten la intención de que gane tu mano derecha.

Sin detenerte a pensar, saca la mano derecha y haz que adopte una de las tres formas. Tras confirmar de cuál se trata, saca rápidamente la mano izquierda y haz que adopte una forma que pierda frente a la de la mano derecha. Prueba a alternar la mano ganadora, sacando a veces la mano izquierda en primer lugar.

Cuanto más rápidos y correctos sean estos actos, más joven es tu cerebro. Puedes empezar despacio e ir acelerando paulatinamente.

ABRE LOS OJOS 3

¿Cómo? ¿¡No puedes ver lo que deberías estar viendo!?

Estoy seguro de que todos nosotros, de niños, pasamos por una o dos pruebas de valor. Yo también tuve algunas experiencias de este tipo, como cuando caminé por los alrededores de un santuario sintoísta entrada la noche con un amigo, o cuando fue mi turno de caminar por un cementerio solo –lo cual hice asustado pero, a la vez, para divertirme.

Cuando se anda de noche por un camino oscuro, aquello a lo que estamos acostumbrados a ver suele presentarse de forma completamente diferente. La luz de una bicicleta puede parecer una bola de fuego sobrenatural que flota en el aire, y lo que parece un fantasma resulta ser, examinado mejor, un cartel electoral. Cuando estamos bajo una tensión extrema y nos falta mucha información visual, el cerebro muestra algo que no debería estar ahí.

Por otra parte, hay casos en los que la gente no ve cosas que debería ver, cosas que, obviamente, están a la vista. En la era de los descubrimientos, cuando cuatro barcos de vela al mando de Magallanes llegaron a Tierra del Fuego, en América del Sur, los isleños al parecer no tenían ni idea de cómo aparecieron aquellas naves. A pesar del hecho de que los grandes buques estaban anclados en la bahía, ellos, que solo poseían canoas, no los registraron con sus ojos. Aunque la forma de las siluetas de los barcos debió de ser transmitida desde sus ojos hasta sus cerebros, como los isleños no los reconocían como tales, sus cerebros terminaron haciendo la vista gorda, por así decirlo, a los signos visibles de las naves.

Así pues, el poder de ver, que implica el acto de ver con los ojos e interpretar con el cerebro, es subjetivo; constituye una experiencia personal. Sorprendentemente, en función del estado del poder de ver del cerebro y del estado de la memoria, junto con el contexto cultural, se puede llegar a ver algo que no existe o dejar de ver lo que sí está ahí.

Capítulo 4

RESTAURA TU PODER DE VER POR MEDIO DE EJERCICIOS OCULARES

Es natural que los seres humanos movamos los ojos sin cesar. En tiempos pretéritos acostumbrábamos a lanzar miradas por todas partes en busca de presas y para detectar los peligros.

Nuestro primer paso hacia la restauración de nuestro poder de ver perdido es la ejercitación de los ojos. Disponte a trabajar en ello durante quince minutos al día ¡y diviértete!

PRIMER PASO HACIA LA RESTAURACIÓN DE LA VISTA: MOVER LOS OJOS

Aunque la miopía es una enfermedad, los sistemas sanitarios públicos no la cubren. Incluso las complicaciones causadas por el agravamiento de la miopía (como el glaucoma, la degeneración macular, las cataratas y el desprendimiento de retina) son, por lo general, objeto de seguimiento solamente dentro del ámbito de la oftalmología, y a menos que los síntomas empeoren mucho, rara vez el seguro cubre el tratamiento (aunque esto depende del país).

Para mantener la disminución de la vista a raya, no puedes confiar en la atención médica. Lo único viable que puedes hacer es tomar el asunto en tus manos y tratarte tú mismo.

Te preguntarás cómo podemos mantener nuestra merma visual a raya y, en última instancia, recuperar la buena vista. La respuesta es simple: moviendo los músculos oculares.

Hoy día, la mayor parte de las personas tienen tan rígidos los músculos oculares que no pueden moverlos libremente, hasta el punto de que incluso pierden el sentido del equilibrio. Para restaurar la vista, por lo tanto, hay que empezar por hacer frente a este problema.

Aparatos tales como los ordenadores, las videoconsolas y los teléfonos inteligentes te obligan a usar los ojos de maneras que no son naturales.

Los seres humanos somos, en primer lugar y sobre todo, animales, por lo que es natural para nosotros mover los ojos sin descanso para mirar alrededor y detectar cualquier cosa que se mueva. Eso es lo que teníamos que hacer antaño para buscar presas o para detectar los peligros. Es por eso por lo que la inmensa mayor parte de los músculos relacionados con los ojos son extraoculares (los músculos responsables de hacer que los ojos miren a su alrededor, como los dos músculos oblicuos y los cuatro músculos rectos) y no intraoculares (los músculos responsables de permitir el enfoque, como el músculo ciliar).

Cuando permanecemos largos periodos de tiempo mirando nuestros dispositivos electrónicos (y mientras más pequeña sea la pantalla, peor), los ojos se mantienen fijos en un solo punto. Al abusar de los pequeños músculos intraoculares de esta manera, utilizándolos sin cesar desde la mañana hasta la noche, tiene lugar un desequilibrio de forma natural.

Además, al igual que las arterias se endurecen cuando los músculos del cuerpo se vuelven rígidos, a las venas de alrededor de los ojos les pasa lo mismo cuando los músculos oculares se endurecen, lo que dificulta un flujo sanguíneo fluido.

La miopía —y las complicaciones derivadas de ella (el glaucoma, las cataratas, el desprendimiento de retina y la degeneración macular)— es un trastorno del flujo sanguíneo. Si le echas un vistazo a una fotografía del fondo del ojo, te darás cuenta enseguida de esto. Un escaso flujo sanguíneo al cuello y los hombros, en particular, deja fríos a los ojos y al cerebro, debido a las dificultades de la sangre para llegar hasta ellos.

Los motivos por los cuales los ojos y el cerebro se enfrían

Para empezar, ¡hay varias razones por las cuales la sangre no fluye lo suficiente hasta los ojos!

1. Los ojos están llenos de venas finas.
   El 90% de las arterias son vasos capilares (vasos sanguíneos extremadamente finos).
2. La sangre fluye hacia abajo a causa de la gravedad.
   Dos tercios de la sangre circulan por la mitad inferior del cuerpo.
3. La mayor parte de los vasos sanguíneos retornan la sangre.
   Tres cuartas partes de la sangre es venosa.
4. ¡Los capilares sanguíneos son extremadamente finos!
   El plexo capilar del cerebro contiene 1,1 metros de capilares sanguíneos por milímetro cúbico, mientras que el plexo capilar del cuerpo contiene unos 6 mm por milímetro cúbico.
5. ¡El objetivo está en la cumbre!
   El cerebro está ubicado en la parte superior del cuerpo.

Comparaciones entre un fondo de ojo normal y fondos de ojo afectados

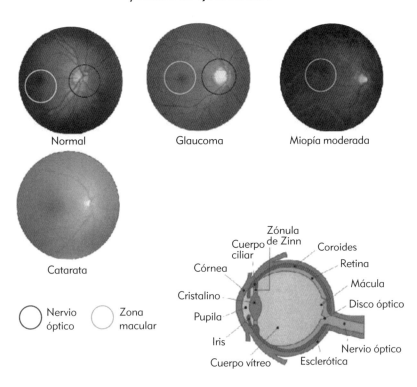

Normal

Glaucoma

Miopía moderada

Catarata

Nervio óptico   Zona macular

Zónula de Zinn
Cuerpo ciliar
Coroides
Córnea
Retina
Cristalino
Mácula
Pupila
Disco óptico
Iris
Nervio óptico
Cuerpo vítreo
Esclerótica

Las notas que siguen ofrecen algunas explicaciones sencillas para comprender los distintos estados del fondo del ojo. La primera tiene que ver con el estado de los vasos sanguíneos; la segunda, con el nervio óptico; la tercera, con la zona macular; la cuarta, con el conjunto de la retina, y la quinta, con el cristalino.

1. Un fondo de ojo normal, como puede verse en la parte superior izquierda de la página, tiene muchos vasos sanguíneos gruesos y claramente visibles. En cambio, las otras imágenes muestran una pequeña cantidad de vasos sanguíneos finos, lo que indica un escaso flujo sanguíneo en unas condiciones anormales.

2. Cuando el fondo del ojo presenta un nervio óptico extendido y blanquecino, tenemos una afección conocida como excavación del disco

óptico. Si este problema no se trata, la perspectiva visual será cada vez más deficiente.

3. En el caso de las personas que tienen glaucoma y una miopía moderada, la zona macular puede experimentar un riego sanguíneo deficiente y volverse pálida.

4. En aquellos individuos con miopía moderada, las venas de la coroides pueden hacerse visibles y mostrarse de color naranja. En este caso, la retina se vuelve más delgada y puede desprenderse fácilmente.

5. Como puedes ver, el cristalino puede enturbiarse.

Por medio de los ejercicios oculares no solo se calentarán tus ojos; también tu cerebro.

LA MIOPÍA Y LA PRESBICIA TIENEN SU ORIGEN EN LOS OJOS FRÍOS

El uso abusivo de los ojos hace que las zonas que se encuentran a su alrededor se enfríen. ¡Con entrenamiento, puedes detener el efecto de enfriamiento!

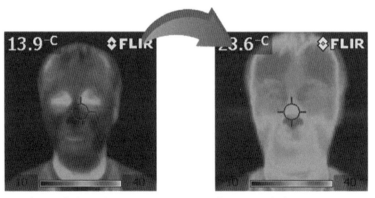

Antes de la práctica   Después de la práctica

Con solo diez minutos de práctica, la temperatura de los músculos faciales registra un incremento.

LA MEJORA DE LA VISTA EN CASOS DE MIOPÍA Y ASTIGMATISMO

Reducción drástica en el grado de miopía y astigmatismo

		Ojo derecho	Ojo izquierdo
F. Y., 21 años, prefectura de Toyama	Grado de miopía	-9,75 D → -3,25 D	-6,50 D → -3,50 D
	Grado de astigmatismo	-5,25 D → -3,00 D	-5,00 D → -4,00 D
	Vista	por debajo de 0,01 → 0,1	por debajo de 0,01 → 0,05

Comentario del paciente:

Desde niño he sido corto de vista y cuando forzaba los ojos, sufría dolor de cabeza o náuseas. En el momento de hacer el examen de ingreso a la universidad, mi agudeza visual era de menos de 0,01. El mundo a mi alrededor parecía como algo que se ve a través del cristal empañado de un caleidoscopio. Mi visión no era borrosa ni veía doble; ¡no era tan simple como eso! Veía las cosas en un desorden confuso; era como si todo estuviese sumido en un gran caos.

Empecé a sentir pánico y supe que tenía que hacer algo, así que leí muchos libros sobre la restauración de la vista, pero ninguno de ellos acabó resultándome útil; estaba totalmente perdido. Hasta que me encontré con el libro del doctor Nakagawa. Después de recibir un asesoramiento inicial, seguí el programa.

Esta vez, no podía sentirme más feliz con los resultados del examen ocular.

Mejora de la agudeza visual, junto con la eliminación de las migrañas

S. M., 29 años, prefectura de Saitama		Ojo derecho	Ojo izquierdo
	Potencia dióptrica	-4,50 D → -1,25 D	-4,00 D → -1,25 D
	Vista	0,04 → 0,8	0,04 → 0,8

Comentario del paciente:

Tenía una visión de 1,5, pero cuando comencé a trabajar para una empresa empecé a abusar de los ojos; pasaba más de siete horas al día mirando una pantalla de ordenador. Como resultado, mi vista descendió por debajo de 0,1. Aquejado también de migrañas, empecé a temer que incluso podía llegar a quedarme ciego.

Lo que me sorprendió, sin embargo, tras encontrarme con el libro del doctor Nakagawa e implicarme en su programa de entrenamiento, fue que cuanto más esfuerzo ponía, más eficaz era el entrenamiento. A día de hoy, sus ejercicios se han convertido en una parte importante de mi rutina diaria.

Mejora de la vista aun sin dejar de trabajar frente al ordenador todo el día

H. K., 28 años, Osaka		Ojo derecho	Ojo izquierdo
	Potencia dióptrica	-7,50 D → -5,00 D	-7,00 D → -5,00 D
	Vista	0,01 → 0,05	0,01 → 0,04

Comentario del paciente:

A causa de mi trabajo como ingeniero de sistemas, estoy obligado a pasar todo el día delante del ordenador, y antes de darme cuenta mi visión se había reducido a 0,01. Presa del pánico, decidí seguir el programa.

Practiqué, enderecé mi postura, empecé a respirar correctamente y me acostumbré a mirar a la distancia siempre que acababa de mirar la pantalla del ordenador.

Dentro de dos meses, no voy a querer saber nada de mi actual empleo. Aguardo con ilusión mi próximo examen ocular.

Una buena vista es un tesoro para toda la vida

		Ojo derecho	Ojo izquierdo
Y. J., 21 años, Tokio	Potencia dióptrica	-2,25 D → -0,75 D	-1,25 D → 0 D
	Vista	0,15 → 2,0	0,3 → 2,0

Comentario del paciente:

Incluso tras haberme apuntado al Gimnasio de la Visión estaba lleno de dudas; me preguntaba si realmente lograría volver a ver con normalidad. También me hacía preguntas sobre el doctor Nakagawa; ¿quién diablos era?

En poco tiempo, sin embargo, mi visión mejoró considerablemente, sobre todo la del ojo derecho, así que me puse muy contento. Me convencí de que la buena vista es un tesoro para toda la vida, de modo que empecé a dejar de ver la televisión por la noche y a acostarme temprano.

Para seguir conservando mi vista actual, tengo la intención de seguir adelante con el entrenamiento.

Volver a ver a ojo desnudo

T. M., 35 años, prefectura de Nara		Ojo derecho	Ojo izquierdo
	Potencia dióptrica	-4,50 D → -2,50 D	-4,00 D → -2,00 D
	Vista	0,04 → 0,4	0,04 → 0,4

Comentario del paciente:

Después de apuntarme al Gimnasio de la Visión, a día de hoy puedo distinguir las filas inferiores de la tabla ocular a ojo desnudo, e incluso ver los números de los calendarios. No podría sentirme más feliz; estoy totalmente convencido de que mi vista está mejorando.

Las especificaciones de potencia dióptrica para ambos ojos experimentan mejoras drásticas; se restablece el equilibrio en ambos ojos

K. H., 23 años, prefectura de Ibaraki		Ojo derecho	Ojo izquierdo
	Potencia dióptrica	-7,50 D → -2,25 D	-8,50 D → -3,25 D
	Vista	0,01 → 0,3	0,01 → 0,2

Comentario del paciente:

A los tres años me diagnosticaron estrabismo y visión débil y me sometieron a cirugía para corregir el problema. Pero no mejoré en absoluto, y el oftalmólogo me hizo sentir incómodo al decirme cosas como: «Esto es todo lo que se puede hacer» y «Si conduces, seguro que provocarás un accidente».

Decidí apostar por seguir el programa del Gimnasio de la Visión. Y tras llevar a cabo el entrenamiento, estoy abrumado por su eficacia. Últimamente, mis índices de potencia dióptrica han mejorado de forma repentina.

«Estaba viviendo en otro mundo cuando tenía demasiada miopía»

		Ojo derecho	Ojo izquierdo
M. M., 29 años, Tokio	Potencia dióptrica	-7,50 D → -4,75 D	-6,00 D → -3,50 D
	Vista	0,04 → 0,06	0,05 → 0,2

Comentario del paciente:

Me interesé en la recuperación de la agudeza visual y, después de examinar un sinnúmero de libros, me encontré con el trabajo del doctor Nakagawa. Motivado por sus palabras «las personas que dependen de otros nunca se recuperarán», acudí al Gimnasio de la Visión.

Estoy muy contento de ver que mis índices de potencia dióptrica han mejorado. En los días buenos, incluso puedo ver el nivel 1,0 de la tabla ocular, algo inimaginable antes, cuando padecía una miopía excesiva. Es como si ahora estuviese viviendo en otro mundo. Por cierto, ¿por qué se prescriben gafas y lentes de contacto?; ¡todo lo que hacen es empeorar la vista!

Realmente me gustaría ver que la gente se vuelve cada vez más consciente de que la miopía es una enfermedad y de que la vista se puede restablecer. Como especie, los seres humanos somos los únicos que al parecer no podemos vivir sin necesidad de gafas o lentes de contacto. Si viviéramos en la naturaleza, nos habríamos extinguido hace mucho tiempo. Cuando afirmo que vuelvo a ver bien, mis amigos no me creen. Mi objetivo es llegar a una visión de 1,0.

Un ingeniero de sistemas logra mejorar la vista

		Ojo derecho	Ojo izquierdo
M. T., 29 años, Hokkaido	Potencia dióptrica	-4,75 D → -2,00 D	-4,25 D → -1,25 D
	Vista	0,02 → 0,3	0,03 → 0,5

Comentario del paciente:

Soy ingeniero de sistemas de *software* y cada día paso un tercio del tiempo trabajando con el ordenador. Mi vista ha ido mejorando de manera constante desde el momento en que decidí seguir el programa.

Lo que estoy mentalizado de hacer es pasar de ser un ave nocturna a madrugar, practicar cada vez que me tomo un descanso y pensar conscientemente «¡Puedo ver!», ya que el cerebro ve por medio del reconocimiento.

«¡Pronto podré ver a ojo desnudo!»

		Ojo derecho	Ojo izquierdo
I. M., 26 años, Tokio	Potencia dióptrica	-1,75 D → -1,00 D	-3,25 D → -1,00 D
	Vista	0,3 → 1,2	0,03 → 0,7

Comentario del paciente:

A pesar de que decidí seguir el programa, no pensé que volvería a ver bien, ya que trabajaba en turnos de noche. Además de eso, mi trabajo también me obligaba a utilizar el ordenador. Pero mi potencia dióptrica mejoró, por lo que mi visión también lo hizo. ¡Estoy sorprendido!

Desde este mes, he dejado de hacer turnos de noche. Ahora, mi mente es más aguda. ¡No tenía ni idea de que despertarme por la mañana y acostarme por la noche me haría sentirme tan bien!

«Estoy trabajando en mi vista para llegar a ser boxeador profesional»

		Ojo derecho	Ojo izquierdo
T. T., 19 años, prefectura de Chiba	Potencia dióptrica	-2,00 D → -0,25 D	-2,25 D → -1,00 D
	Vista	0,2 → 1,2	0,15 → 0,8

Comentario del paciente:

Aspiro a ser boxeador profesional; pero hubo un tiempo en que renuncié a este sueño, ya que un requisito es tener por lo menos más de 0,6 de visión en un ojo. Pero tras encontrar por casualidad el libro del doctor Nakagawa y leerlo, acabé por seguir el programa. ¡Quiero que mi visión sea de más de 1,0!

MEDIDAS CONTRA LA HIPERMETROPÍA, EL ASTIGMATISMO, LA VISTA DÉBIL Y EL ESTRABISMO

Yo mismo soy un poco hipermétrope, pero esto no es un gran problema. Es cuando la hipermetropía alcanza un grado moderado o superior cuando deben tomarse medidas para contrarrestarla.

La hipermetropía, en todas las edades, debe corregirse aumentando el movimiento de los ojos y potenciando el funcionamiento del cerebro; así es como se puede restablecer la normalidad de la visión. La mala visión puede enfriar el ánimo y acabar con la motivación. Para asegurarte de estudiar sin problemas, hacer ejercicio sin problemas, realizar bien tu trabajo y llevar una buena vida familiar, tienes que cuidar de tus ojos durante toda la vida.

Los oftalmólogos, en general, se limitarán a prescribirte gafas graduadas. Si tienes anisometropía —es decir, si tu visión del ojo derecho y el izquierdo varía—, te aconsejarán, en algunos casos, un parche para el ojo. Pero es dudoso que este tipo de soluciones puedan llevarte a ver bien de nuevo; no lo harán si no adoptas medidas contra la visión débil. En el Gimnasio de la Visión llevamos a cabo la restauración de la vista a gran escala; erradicamos la hipermetropía, el astigmatismo, la vista débil y el estrabismo. En el proceso, recuperamos las funciones oculares y cerebrales.

Más del 90% de las personas aquejadas de hipermetropía que visitan el centro procedentes de todo el país recuperan la visión normal. Ello requiere una cierta cantidad de tiempo, pero lo cierto es que si se toman las medidas adecuadas y la persona adopta un compromiso firme, su vista puede mejorar.

Si bien en Japón hay muy pocas personas aquejadas de hipermetropía, en Occidente muchos la padecen, posiblemente por factores hereditarios. La hipermetropía se ve acompañada de síntomas como baja visión, inquietud, hiperactividad, falta de paciencia y una tendencia a fatigarse con facilidad. Los problemas de aprendizaje y el trastorno de déficit de atención e hiperactividad están vinculados principalmente a ella.

En muchos casos hay un desarrollo visual insuficiente, unas funciones visuales y movimientos oculares pobres y una incapacidad de llevar a cabo funciones de congestión (mover los ojos hacia dentro –hacia la nariz– o hacia fuera) y de mover los ojos con suavidad. Las personas que presentan estos problemas tienden a no percatarse de cuál es el ambiente de su entorno inmediato.

Al tener la facultad de fusión también mermada, no pueden recordar, concentrarse o incluso imaginar apropiadamente. La hipermetropía también puede conducir a otros problemas, como la aversión al estudio y a las prácticas deportivas.

Si bien puede ser causada por un subdesarrollo de los globos oculares, en la mayor parte de los casos se cree que es de naturaleza hereditaria. En otras palabras, no es «culpa» de la persona. Por esta razón, nunca se debe reprender a alguien que padece hipermetropía, diciéndole cosas como: «¿Por qué no puedes ver esto? ¿¡Qué te pasa!?». Lo que hay que hacer es animarla y decirle, por ejemplo: «No te preocupes; podrás volver a ver esto una vez que hayas mejorado la vista. Todo lo que tienes que hacer es trabajar un poco en ello. Así que sigue intentándolo, ¿de acuerdo?».

En muchos casos, los padres regañan a sus hijos hipermétropes, con lo que les inducen un complejo de inferioridad. Además de eso, sus ojos y su cerebro (en particular su facultad de fusión) dejan de desarrollarse una vez que entran en la escuela primaria. Así que es necesario detectar pronto el problema y darle el tratamiento oportuno, antes de que sea demasiado tarde y no se pueda hacer nada; es una carrera contra el tiempo. (En el caso de niños de dos a cuatro años de edad, he hecho que los padres aprendan el Método Nakagawa, para que puedan enseñarlo a sus hijos).

Descuidar el tratamiento de la hipermetropía durante la infancia planteará enormes desafíos en el futuro; puede afectar negativamente a los estudios, al trabajo e incluso al matrimonio, ya que este problema puede volver a la persona más susceptible a la confusión y la fatiga. Los síntomas de la presbicia comienzan a aparecer en algún momento a partir de los treinta años. Puesto que el problema empeora con la edad —excepto en el caso de las personas que padecen hipermetropía leve—, se hace necesario renovar la graduación de las gafas o las lentes de contacto periódicamente. Es un calvario para toda la vida.

MEDIDAS PARA CONTRARRESTAR LA VISTA DÉBIL

Independientemente de si utilizas gafas o no, si tu vista no es de 0,3 o superior, se considera que tienes la vista débil. En el caso de los niños, a menos que lo resuelvan, pueden tener problemas para entrar en una escuela normal.

Después de que un oftalmólogo le haya diagnosticado vista débil, la gente viene a verme, como último recurso, desde todo el país. Quienes corrigen sus estilos de vida y llevan a cabo mi programa de entrenamiento según el Método Nakagawa todos los días, superan la debilidad visual, en la mayoría de los casos.

Se cree que el origen de este problema es la reducción de la resolución de la retina: la visión borrosa se debe a que la retina no es capaz de generar correctamente las imágenes.

Mi programa constituye una forma proactiva de restablecer la normalidad de la visión: en un primer momento, se comprueba si la persona con vista débil presenta o no un verdadero problema, antes de pasar a la máscara de equilibrio ocular (una máscara con agujeros) y a las gafas y lentes de contacto especialmente diseñadas para restablecer la agudeza visual (las cuales se fabrican contando con la colaboración de un oftalmólogo).

El programa ayuda a mejorar la resolución de la retina y, en el proceso, incrementa la facultad de fusión del cerebro —la facultad de ver dos imágenes similares como una sola—. Cuando las funciones oculares y cerebrales vuelven a la normalidad, la visión mejora progresivamente.

ESTRABISMO

La gran mayoría de los sujetos hipermétropes tienen el hábito de ver con un solo ojo (un problema conocido como anisometropía). En este caso, la persona tiende a bizquear para que le resulte más fácil cambiar la posición de un ojo. Esto es principalmente lo que se conoce como estrabismo interno u ojos cruzados.

Dependiendo de si se trata de un estrabismo interno acomodaticio o de algún otro tipo, el problema puede mejorar considerablemente con el Método Nakagawa. Sin embargo, si se trata de un estrabismo extremo, se requiere cirugía, seguida de ejercicios de rehabilitación para restablecer el funcionamiento normal del ojo. Esto evitará que regrese a la posición anterior.

MEDIDAS CONTRA EL ASTIGMATISMO

Los casos de astigmatismo intenso inducido por la hipermetropía han experimentado últimamente un incremento dramático. En general, la mayoría de los especialistas no llevan a cabo ningún tratamiento para corregirlo.

En esta afección, el grado de recuperación de la vista no es óptimo (solo es posible recuperar menos de la mitad). La mayor parte de los casos de astigmatismo son de tipo corneal.

Con respecto al astigmatismo lenticular, que consiste en una deformación del cristalino causada por un desequilibrio en el uso del músculo ciliar, que se encuentra en la parte posterior del ojo, pueden hacerse progresos, poco a poco, por medio de corregir la postura y usar los ojos de forma más equilibrada.

TESTIMONIOS DE LA SUPERACIÓN DE LA HIPERMETROPÍA, EL ASTIGMATISMO, EL ESTRABISMO Y LA VISTA DÉBIL

¡Tu vista puede volver a la normalidad, incluso si eres hipermétrope, estrábico o tienes la vista débil!

«Mis ojos volvieron a su posición original»

	Vista	
	Ojo derecho	Ojo izquierdo
S. E., 6 años, prefectura de Kanagawa	$0,03 \rightarrow 1,2$	$0,02 \rightarrow 0,5$

Mi hija tiene seis años. Cuando tenía cuatro, la llevé a un oftalmólogo especializado en niños. Creo que su vista era de 0,03 en ese momento. Era hipermétrope, tenía la vista débil y era estrábica. Como tratamiento, le pusieron un parche en el ojo durante un año más o menos, pero su vista no mejoró en absoluto.

Gracias al programa de entrenamiento del doctor Nakagawa, sin embargo, la visión de su ojo derecho mejoró hasta 1,2 y la de su ojo izquierdo hasta 0,5. Además, se corrigió la posición de sus globos oculares; hasta entonces, había sido difícil tratar de lograrlo.

De momento la animo a seguir practicando, para que su vista mejore aún más.

Al superar la debilidad visual, desafió las expectativas de un oftalmólogo

	Vista	
	Ojo derecho	Ojo izquierdo
M. Y., 5 años, prefectura de Kanagawa	0,15 → 1,2	0,8 → 1,5

El oftalmólogo de la guardería de mi hija le diagnosticó vista débil, la cual, según él, se debía a su fuerte hipermetropía. Dijo que tenía que llevar gafas, y que no había ninguna posibilidad de que dejase de llevarlas en adelante. Como os podéis imaginar, me dejó conmocionada.

Descubrí el Gimnasio de la Visión a través de un libro y la apunté al programa de entrenamiento. Toda la familia empezamos a practicar juntos. El resultado fue que en tan solo veinte días su vista regresó a la normalidad. Todos los miembros de la familia vamos a seguir con estas prácticas para asegurarnos de no necesitar nunca gafas a lo largo de nuestras vidas.

No te preocupes si tienes la vista débil a causa de la hipermetropía

M. S., 6 años, prefectura de Chiba	Vista	
	Ojo derecho	Ojo izquierdo
	0,1 → 0,7	0,2 → 1,5

No supe que mi hijo veía mal hasta después de la revisión médica que le hicieron antes de matricularse en la escuela. Me sentí llena de culpa y remordimientos por no haberlo advertido antes. Me preocupé mucho; me preguntaba qué haría si se quedaba ciego.

En el hospital le diagnosticaron vista débil y le dijeron que tendría que llevar gafas y un parche en el ojo. Y, para colmo, aseguraron que no podría mejorar, ya que iba a comenzar el tratamiento demasiado tarde. El futuro parecía muy sombrío y todos los familiares nos deprimimos.

Por casualidad, sin embargo, descubrí el libro del doctor Nakagawa en una librería. Cuando llamé por teléfono, él mismo atendió la llamada y respondió a mis preguntas cortésmente; entonces decidí acudir al centro. Después de conocer al doctor, por alguna razón mis angustias desaparecieron, y todos los familiares pasamos a sentirnos animados y optimistas.

Cada vez que mi hijo se sometía a un reconocimiento de la vista, los resultados mostraban un incremento de su agudeza visual, lo que me hacía tan feliz que me parecía estar flotando. Cuando uno decide lograr una meta, los resultados llegan de forma natural, ¿no es así?

«¡He superado la hipermetropía y también la anisometropía!»

K. A., 7 años, Tokio	Vista	
	Ojo derecho	Ojo izquierdo
	0,3 → 1,0	0,6 → 1,2

Aconsejaron a mi hijo que visitara a un oftalmólogo tras hacerse una revisión ocular por la que tuvieron que pasar todos los estudiantes de primero de primaria. Así que lo llevé a un especialista, quien nos dejó consternados tanto a mi hijo como a mí cuando nos dijo: «Puesto que es hipermétrope, tendrá que llevar gafas». Lo llevé a ver a varios otros oftalmólogos, pero todos y cada uno de ellos afirmaron que, efectivamente, debía llevar gafas.

Después de un año con ellas, empezó a quejarse de que las gafas le producían dolor en los ojos, por lo que dejó de ponérselas. Justo cuando me estaba preguntando qué hacer, me encontré con el libro del doctor Nakagawa y visité el Gimnasio de la Visión. El doctor me aconsejó que yo misma practicara, ya que, como dijo, «estos ejercicios no tienen efectos secundarios».

Así que a diario ambos, como un equipo, practicamos los ejercicios. Cuando el otro día hicimos la prueba de visión, nuestros ojos arrojaron resultados por encima de 1,0.

Logra restablecer la vista incluso padeciendo hipermetropía extrema

	Vista	
E. S., 5 años, prefectura de Oka-yama	Ojo derecho	Ojo izquierdo
	0,1 → 0,9	0,1 → 0,8

Me di cuenta de que mi hijo era hipermétrope, y cuando lo llevé al médico, me dijo que su caso era grave y que había que tomar medidas con el fin de evitar que tuviera la vista débil o contrajera estrabismo. Me dejó muy consternada.

Dejando a un lado todas mis dudas y temores, lo llevé al Gimnasio de la Visión e hice que empezase con el entrenamiento. Comenzó llevando unas gafas específicamente diseñadas para el restablecimiento de la vista en todo momento. Cada vez que le realizaban un examen ocular, me quedaba asombrada, puesto que mejoraba, y en el que tuvo que pasar antes de entrar en la escuela primaria mostró una agudeza visual de 1,0. Estaba progresando con rapidez.

La recuperación visual es posible incluso en caso de vista débil debida a la hipermetropía

	Vista	
S. A., 6 años, prefectura de Shi-zuoka	Ojo derecho	Ojo izquierdo
	0,1 → 0,9	0,1 → 1,5

Hoy hace dos años que inscribí a mi hija como miembro a distancia del Gimnasio de la Visión. Y ha sido el día más feliz de nuestra vida hasta ahora, puesto que el doctor Nakagawa me ha informado de que ha ganado el Premio a la Excelencia. Es realmente maravilloso poder ver la felicidad que refleja la cara de mi hija.

«Me dijeron que tenía hipermetropía y la vista débil, pero ahora mi visión ha vuelto a la normalidad»

	Vista	
	Ojo derecho	Ojo izquierdo
H. A., 7 años, prefectura de Ibaraki	0,4 → 1,0	0,2 → 0,6

Me quedé muy consternada cuando supe lo mal que estaba la vista de mi hija después de recibir los resultados del examen ocular que le hicieron en la escuela.

De hecho, cuando tenía tres años, tras el reconocimiento ocular que le hicieron en ese momento me dijeron que la llevara al oftalmólogo, pero me olvidé de hacerlo. Cuando esta vez lo hice, me dijo: «Tiene la vista muy débil. Deberías haberla traído mucho antes; ahora es demasiado tarde».

Por supuesto, me vine abajo. Pero entonces descubrí el libro del doctor Nakagawa, y tras leerlo, me dije: «¡Eso es!», y fui a inscribir a mi hija al programa. Yo también practiqué junto con ella; hicimos todo lo que pudimos juntas. La última vez que pasamos el examen ocular, para mi sorpresa, los resultados superaron todas mis expectativas. La vista de mi hija, respecto a la cual yo había renunciado a toda esperanza, había mejorado, y mi corazón estaba abrumado por la gratitud.

«Me dijo que tengo los ojos perezosos, pero ahora vuelvo a ver normal»

	Vista	
	Ojo derecho	Ojo izquierdo
H. Y., 5 años, prefectura de Hyogo	$0,15 \rightarrow 0,4$	$0,1 \rightarrow 0,5$

En una clínica ocular le diagnosticaron a mi hija hipermetropía extrema y vista débil. El médico dijo: «No creo que haya visto jamás nada con claridad; si no se resuelve su problema antes de los seis años de edad, después ya podría ser demasiado tarde». Quedé sumida en la desesperación.

Cuando su estrabismo era aún leve, el oftalmólogo me dijo: «No te preocupes, esto se cura más pronto o más tarde». Lamento haber creído sus palabra.

Fui a la librería y encontré el libro del doctor Nakagawa. Hice una llamada telefónica y pude hablar directamente con él. Dijo: «Nunca he tratado a alguien con más de siete dioptrías de hipermetropía, pero aún hay esperanzas. Voy a intentarlo».

Algunos de mis familiares se mostraron escépticos y preocupados, pero yo estaba convencida de que no teníamos más remedio que confiar en el Gimnasio de la Visión.

Esta vez, cuando registró una visión a ojo desnudo de 0,8 en varios momentos de su segundo test visual, todos los familiares estábamos exultantes; gritamos: «¡Lo logró!». Tengo la intención de velar por que ella y yo, como un equipo, sigamos haciendo también un buen trabajo a partir de ahora.

YOGA DE LA CORRECCIÓN VISUAL

La hipermetropía y el astigmatismo conquistados, de acuerdo con el plan

	Vista	
M. M., 6 años, prefectura de Shizuoka	Ojo derecho	Ojo izquierdo
	0,4 → 1,2	0,1 → 0,9

Mi hija es miembro a distancia del Gimnasio de la Visión y su vista ha mejorado. ¡Como madre, no podría estar más feliz, y ambas lo hemos celebrado! También estoy contenta de que ahora pueda ver fácilmente las ilustraciones en 3D.

También me alegro de haber confiado en el doctor Nakagawa. ¡Ha mejorado tanto mi hija! Ella y yo, trabajando de la mano, seguiremos haciéndolo lo mejor que podamos.

TÉCNICA OCULAR N.º 1
GIMNASIA OCULOMOTORA: TUS OJOS ESTÁN HECHOS PARA MIRAR EL ENTORNO

Empecemos con ejercicios de movimiento ocular. El siguiente es uno de los más eficaces para los ojos.

Sitúa el dedo índice delante de los ojos. Mientras te mantienes enfocado en el dedo, acércalo a los ojos, poco a poco. Normalmente, cuanto más acerques el dedo, más se tensarán tus ojos y se pondrán bizcos. Por el contrario, si apartas progresivamente el dedo de ellos, se relajarán y volverán al centro, como antes.

Mientras realizas el ejercicio, pídele a alguien que te observe, para comprobar si es así como actúan tus ojos. Si tus músculos oculares están rígidos, es posible que encuentres este ejercicio bastante difícil.

Últimamente ha habido un aumento de la cantidad de personas cuyos ojos siguen estando cruzados incluso cuando miran a la distancia, a causa de su hábito de mirar pantallas LCD, situadas muy cerca, durante demasiado tiempo. Puesto que someten a sus ojos a una tensión constante, sus músculos oculares se ponen rígidos y se mantienen tensos.

Además, el hábito de mirar con un solo ojo, que mencioné en el capítulo 2, también está demostrando ser perjudicial para el movimiento ocular. De hecho, a algunas personas les ocurre que solo un ojo se vuelve hacia dentro, hacia la nariz.

Bien, ha llegado la hora de que te pongas a prueba con los tres ejercicios siguientes.

1. Ejercicio para mantener un movimiento ocular saludable (para las personas cuyos ojos no se vuelven hacia la nariz adecuadamente o para las que solo pueden hacerlo con un ojo)

Coloca el pulgar directamente delante de tu cara, a treinta centímetros de los ojos. Mientras te enfocas en él, acércalo lentamente hacia el punto medio entre tus ojos, mientras mueves los ojos hacia dentro, hacia la nariz. Detén el pulgar cuando esté a diez centímetros de la nariz y mantenlo ahí durante treinta segundos.

Si solo puedes mover el ojo derecho hacia dentro, mueve el pulgar desde el lado izquierdo, y si solo puedes mover el ojo izquierdo hacia dentro, mueve el pulgar desde el otro lado. Tras repetir estos movimientos varias veces, inténtalo de nuevo desde el centro.

Consejo: si bien al principio vas a tensar los ojos, poco a poco empezarán a volverse hacia dentro, hacia la nariz, sin tener que forzarlos. En consecuencia, tu fatiga ocular se reducirá a la mitad y tus ojos tenderán a mantenerse relajados.

2. Ejercicio de movimientos oculares rápidos (para las personas cuyos músculos oculares se han vuelto rígidos)

Coloca el pulgar a treinta centímetros de los ojos. Dibuja libremente curvas en el aire con él y sigue su movimiento con los ojos. Al principio, dibuja curvas dentro de una pequeña distancia a lo ancho, y a continuación amplía progresivamente dicha distancia, mientras aceleras poco a poco. Asegúrate de ir moviendo los ojos hacia arriba, hacia abajo y hacia los lados.

Consejo: cuando los músculos oculares se agarrotan, se vuelve difícil flexionarlos, pero a medida que te esfuerces al respecto te irás sintiendo más cómodo e irás confiando más en tu visión.

3. Ejercicio para mirar al espacio vacío (para la percepción de la posición espacial)

Coloca el pulgar delante de los ojos y mira su uña. A continuación, retíralo de esa posición, mientras te mantienes enfocado en el espacio donde estaba. Hazlo durante diez segundos, sin quitar los ojos del espacio que anteriormente ocupaba el pulgar. Coloca ese mismo dedo en varias otras posiciones y repite los pasos. Cuando uno es capaz de reconocer claramente las posiciones en el espacio vacío, ambos ojos empiezan a trabajar juntos, lo cual duplica la potencia de los músculos oculares.

Consejo: cuando puedas sentir cómo cambia la tensión de los músculos de ambos ojos según si miran hacia arriba o

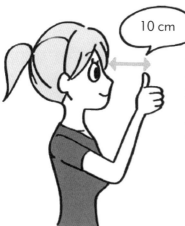

EJERCICIO PARA MANTENER UN MOVIMIENTO OCULAR SALUDABLE
Lleva el pulgar cerca del punto central que hay entre tus dos ojos y después crúzalos. Mantén la mirada durante 30 segundos.

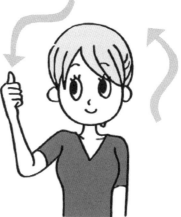

EJERCICIO DE MOVIMIENTOS OCULARES RÁPIDOS
Dibuja libremente curvas en el aire en las proximidades de tu cara con el pulgar y sigue su movimiento con los ojos.

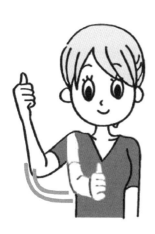

EJERCICIO PARA MIRAR AL ESPACIO VACÍO
Mira fijamente la uña del pulgar manteniéndolo a una distancia adecuada de tus ojos. Después retira el pulgar de esa ubicación mientras sigues mirando el espacio que ocupaba antes.

hacia abajo, o hacia la izquierda o hacia la derecha, sabrás más cómo moverlos con mayor habilidad.

TÉCNICA OCULAR N.º 2
EL EQUILIBRIO ÓPTIMO ENTRE AMBOS OJOS: EL SENTIDO DE EQUILIBRIO ES VITAL PARA LOS OJOS Y EL CEREBRO

El cuerpo humano presenta una simetría bilateral: tiene muchos componentes que vienen de dos en dos, como los ojos, las orejas, los brazos y las piernas. Si el equilibrio entre cualquiera de estas parejas de elementos se pierde, esto no solo tendrá un efecto negativo en el cuerpo, sino también en la mente.

Las siguientes son tres características clave de la simetría entre los ojos:

1. **Ver es el acto de mirar al mismo lugar con los dos ojos.** La visión focalizada es precisamente el resultado de que ambos ojos miren a una sola ubicación en el espacio. Al ayudarte a obtener la información correcta de un objeto, el enfoque se convierte en la piedra angular para obtener una comprensión correcta o realizar juicios precisos.

2. **El cerebro combina las imágenes percibidas por ambos ojos para crear una imagen unificada.** Suponiendo que los ojos se enfoquen en el mismo lugar, como se menciona en el punto 1, el cerebro combina las dos imágenes para crear una sola. Si se combinan adecuadamente, esto significa que la información percibida a través de los ojos se transmite con precisión al cerebro, lo que hace posible recordarla o imaginarla.

3. **Percibir los objetos en tres dimensiones.** Esta es la capacidad de percibir el espacio en tres dimensiones, suponiendo que las condiciones de los puntos 1 y 2 se han cumplido.

El cese de estos equilibrios o simetrías conduce a malestares físicos tales como cansancio ocular, rigidez de hombros y dolor de cabeza, así como a problemas mentales como irritabilidad, confusión, indecisión e incapacidad para concentrarse o prestar atención.

He aquí algunos ejercicios para ayudarte a mantener las simetrías oculares:

1. Mirar al mismo lugar con los dos ojos (para captar información de forma precisa)

Escríbete la letra A en la uña del pulgar. A continuación, coloca dicho pulgar tan lejos de tu cara como puedas. Ahora cierra el ojo izquierdo y mira la letra A. Después vuelve a mirarla con el ojo izquierdo también abierto. ¿Aparece una imagen unificada de la letra A al instante? Si es así, la primera simetría está funcionando bien; es decir, tus ojos están viendo correctamente lo mismo al mismo tiempo. Si tarda más de un segundo en producirse la unificación, sin embargo, la primera simetría no está funcionando bien. En este caso, sigue practicando. Haz lo mismo con el otro ojo.

2. Combinación de las imágenes percibidas por ambos ojos para ver en tres dimensiones

Hay una imagen en 3D oculta en la ilustración de la página siguiente. ¿Puedes verla?

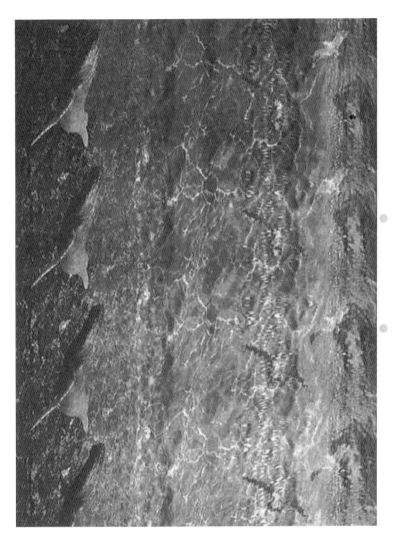

Gira el libro 90 grados a la izquierda, de tal manera que los dos puntos queden alineados arriba. No dejes de mirar esos puntos. Deberías empezar a ver una imagen en 3D de criaturas marinas.

En primer lugar, vamos a probar con la técnica de cruzar los ojos, que permite ver objetos cercanos en tres dimensiones. Pon el libro en horizontal y coloca la ilustración entre treinta y cuarenta centímetros de los ojos. Mira los dos puntos que se encuentran encima de la imagen y cruza los ojos hasta que estos dos puntos se vean como tres. Cuando ocurra esto, podrás distinguir la imagen en 3D.

Repite este ejercicio hasta que puedas ver en tres dimensiones en el plazo de tres segundos.

A continuación voy a presentarte el método paralelo, que te capacita para ver imágenes en 3D en la distancia. Coloca la imagen entre treinta y cuarenta centímetros de los ojos, mientras mantienes la mirada fija en un punto situado a dos o tres metros de distancia. Sigue así durante un tiempo y podrás ver la imagen en tres dimensiones. Repite el ejercicio hasta que, de nuevo, puedas ver en tres dimensiones en un plazo de tres segundos.

Por último, alterna el uso la técnica de cruzar los ojos y el método paralelo; haz el ejercicio dos veces en diez segundos. Ganarás flexibilidad visual en relación con el espacio y el tiempo.

TÉCNICA OCULAR N.º 3
DETERMINAR EL ENFOQUE: CAMBIAR RÁPIDAMENTE EL ENFOQUE ENTRE LA VISIÓN DE LEJOS Y LA DE CERCA

En Japón, se acostumbra a utilizar el término *bokeru* para designar una cámara desenfocada, y la misma palabra también puede significar 'volverse senil'. Tal vez a causa de que en estos tiempos predominan las cámaras de enfoque automático, hoy día, cada vez que alguien dice «*bokeru*», no acostumbra a referirse a ninguna cámara, sino a los monólogos y olvidos de una persona mayor.

Pues bien, enfócate en algo que sea importante para los ojos. Si se ve borroso (*bokeru*), el tema es muy preocupante. Las personas miopes (las que no pueden enfocar bien los objetos que se hallan en la distancia) reciben su diagnóstico mediante pruebas de agudeza visual en las que tienen que mirar en la distancia —en general, las pruebas de agudeza visual son así—. En cambio, a las personas que son hipermétropes (las que no pueden enfocar los objetos que tienen cerca) se les realizan tests visuales de ver de cerca (tablas de visión ubicadas a treinta centímetros de los ojos).

Últimamente, sin embargo, la situación de la miopía y la hipermetropía está empezando a cambiar. *Las personas que solían sufrir una intensa miopía han experimentado una disminución de su visión de cerca, por el hecho de mirar fijamente, durante largos períodos de tiempo, y de cerca, las pantallas de sus ordenadores, videoconsolas y teléfonos inteligentes. De hecho, empiezan a mostrar los síntomas de la presbicia.* Esto se atribuye a la flexión prolongada de los músculos responsables de enfocar los objetos cercanos, lo que hace difícil relajarlos. En consecuencia, tanto entre los niños como entre los adultos se ha producido un aumento de la cantidad de personas que no pueden ver con claridad ni los objetos cercanos ni los lejanos.

He aquí algunos ejercicios que pueden ayudarte a entrenar los ojos a cambiar con flexibilidad y rapidez entre el enfoque de la visión de cerca y el de la visión de lejos.

1. Ejercicio para corregir el enfoque en la visión de lejos (lleva las gafas puestas, si es necesario)

Cuelga un calendario en una pared lejana. Coloca la palma de la mano entre treinta y cuarenta centímetros de los ojos. Mira el calendario y la palma de la mano alternativamente. Al principio, alterna la mirada cada tres segundos, y acelera progresivamente, reduciendo la cantidad de segundos. Haz esto entre veinte y treinta veces.

2. Ejercicio para cambiar de la visión de cerca a la de lejos y viceversa (lleva las gafas puestas, si es necesario)

Cuelga un calendario en una pared lejana y coloca la palma de la mano entre treinta y cuarenta centímetros de los ojos. Ahora, cambia de repente el enfoque de la palma de la mano al calendario. Haz esto entre veinte y treinta veces. Luego, de repente, cambia el foco, esta vez del calendario a la palma de la mano. Hazlo entre veinte y treinta veces.

TÉCNICA OCULAR N.º 4
EJERCICIOS PARA CONTRARRESTAR LA MIOPÍA
INDUCIDA POR EL ORDENADOR PERSONAL

En el capítulo 2 hablaba sobre el fenómeno en rápido aumento de la miopía inducida por el ordenador personal. Ya que es muy probable que dé lugar a otras complicaciones, es imperativo que hagas algo para mitigar el problema. De hecho, deberías asumir la responsabilidad de adoptar a diario medidas para contrarrestar sus efectos.

Con este fin, he aquí algunos ejercicios que puedes realizar siempre que te sientas cansado después de usar el ordenador.

1. Ejercicio de cerrar y abrir los ojos

• Cierra los ojos con fuerza y mantenlos bien cerrados durante diez segundos.
• Ábrelos y mira hacia arriba durante diez segundos.
• Ciérralos con fuerza y mantenlos bien cerrados durante diez segundos más.
• Ahora, ábrelos y mira hacia abajo durante diez segundos.
• Ciérralos con fuerza y mantenlos bien cerrados durante diez segundos de nuevo.
• Ábrelos y mira a la derecha durante diez segundos.
• Ciérralos con fuerza y mantenlos bien cerrados durante diez segundos más.
• Ábrelos y mira a la izquierda durante diez segundos.
• Ciérralos con fuerza y mantenlos bien cerrados durante diez segundos otra vez.

Lleva a cabo dos veces todo este proceso.

Este ejercicio constituye un masaje ocular. Realizarlo te permitirá no solo utilizar los músculos extraoculares, sino también los músculos de la mímica de alrededor de los ojos (los músculos que dan forma a tus expresiones faciales). En efecto, este ejercicio da lugar a una mejora del flujo sanguíneo y a un fortalecimiento de los vasos sanguíneos.

2. Ejercicio del círculo, el triángulo y el cuadrado

En primer lugar, para mantener la cabeza inmóvil, sujétate la barbilla con la mano izquierda y traza lentamente con el dedo índice derecho un gran círculo en el aire, siguiendo el movimiento de la punta del dedo con ambos ojos. A

EJERCICIO DE CERRAR Y ABRIR LOS OJOS

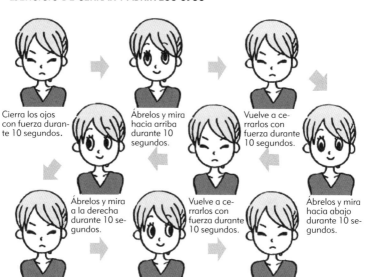

Cierra los ojos con fuerza durante 10 segundos.

Ábrelos y mira hacia arriba durante 10 segundos.

Vuelve a cerrarlos con fuerza durante 10 segundos.

Ábrelos y mira a la derecha durante 10 segundos.

Vuelve a cerrarlos con fuerza durante 10 segundos.

Ábrelos y mira hacia abajo durante 10 segundos.

Vuelve a cerrarlos con fuerza durante 10 segundos.

Ábrelos y mira a la izquierda durante 10 segundos.

Vuelve a cerrarlos con fuerza durante 10 segundos.

EJERCICIO DEL CÍRCULO, EL TRIÁNGULO Y EL CUADRADO

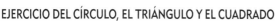
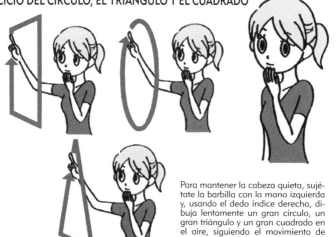

Para mantener la cabeza quieta, sujétate la barbilla con la mano izquierda y, usando el dedo índice derecho, dibuja lentamente un gran círculo, un gran triángulo y un gran cuadrado en el aire, siguiendo el movimiento de la punta del dedo con ambos ojos. A continuación, vuelve a dibujar estas formas, usando el dedo izquierdo en esta ocasión.

continuación, dibuja un gran triángulo y un gran cuadrado, siguiendo de nuevo la punta del dedo a medida que dibujas estas formas. Después, sujétate la barbilla con la mano derecha y traza un círculo, un triángulo y un cuadrado con el dedo índice de la mano izquierda; una vez más, sigue la punta del dedo mientras dibujas las formas en el aire. Haz todo ello dos veces.

La forma que vemos más habitualmente es el cuadrado, seguido por el círculo y el triángulo. Estos ejercicios no solo te servirán como entrenamiento para ampliar tu perspectiva visual, sino que también te ayudarán a discernir inmediatamente aquello que ves por medio de aumentar la capacidad del cerebro de reconocer varias formas.

3. Ejercicio de las líneas en zigzag

La página siguiente, como puedes ver, está llena de líneas en zigzag. Pon el libro de lado y recorre con la mirada las líneas de arriba abajo y luego de abajo arriba. Hazlo varias veces, durante dos minutos.

Puesto que los textos de las pantallas de los ordenadores están dispuestos en horizontal, para ser leídos de izquierda a derecha, el hecho de mover los ojos arriba y abajo a lo largo de estas líneas en zigzag te hace practicar los movimientos oculares contrarios.

Además, después de pasar mucho tiempo leyendo, por ejemplo, un libro o un periódico japonés, en que los textos están dispuestos en vertical, de arriba abajo, si mueves los ojos hacia la derecha y la izquierda a lo largo de las líneas en zigzag con el libro en posición vertical, estarás restableciendo el equilibrio en la alineación de los ojos.

EJERCICIO DE LAS LÍNEAS EN ZIGZAG

Poniendo el libro de lado y, alternadamente, en posición vertical, puedes practicar la reproducción de dos movimientos de los ojos: de arriba abajo, lo que corresponde a leer textos en vertical, y de izquierda a derecha, lo que corresponde a leer textos en horizontal.

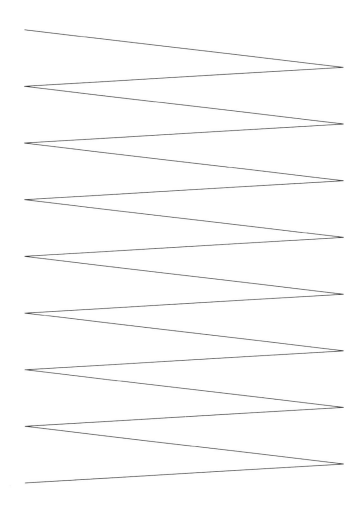

4. Ejercicio integral para los músculos extraoculares

Coloca el pulgar de tu mano dominante a diez centímetros de los ojos. Muévelo quince centímetros a la derecha y luego vuelve a situarlo en la posición de partida. Tus ojos deben seguir atentamente este movimiento. De esta misma manera, mueve el pulgar hacia la izquierda, luego hacia arriba, hacia abajo, arriba a la derecha, hacia abajo a la izquierda y hacia arriba a la izquierda y finalmente hacia abajo a la derecha, mientras lo sigues con los ojos. Al principio es correcto mover el pulgar lentamente, pero a medida que te acostumbres al ejercicio ve acelerando progresivamente.

Ten en cuenta que es importante que hagas que tus ojos sigan el movimiento del pulgar con precisión. Puesto que utilizarás los músculos internos de ambos ojos con moderación, junto con los músculos rectos y oblicuos del músculo extraocular, podrás ejercitarlos de forma equilibrada. Este ejercicio es eficaz para corregir el astigmatismo.

5. Ejercicio de masajeo

Este ejercicio consiste en masajear zonas de alrededor de los ojos con las yemas de los dedos. Siempre que sientas los ojos cansados, masajéalos ligeramente durante unos dos minutos.

Al utilizar los músculos de los ojos y la cara, es muy probable que tenga lugar una congestión de la sangre. Si masajeas ligeramente esos músculos, puedes estimularlos y eliminar cualquier congestión. Además, la estimulación agradable de la córnea y las glándulas lagrimales relajará los ojos.

EJERCICIO INTEGRAL PARA LOS MÚSCULOS EXTRAOCULARES

Coloca el pulgar a unos 10 centímetros de los ojos y después desplázalo 15 centímetros a la derecha antes de volver a ubicarlo en la posición de partida. Sigue atentamente este movimiento con los ojos. De la misma manera, desplaza el pulgar a la izquierda, hacia arriba, hacia abajo, arriba a la derecha, abajo a la izquierda, arriba a la izquierda y abajo a la derecha.

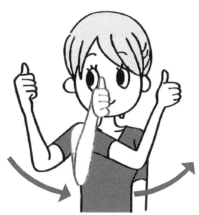

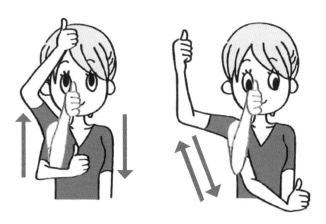

TÉCNICA OCULAR N.º 5

CONSEJOS PARA ALIVIAR LOS OJOS CANSADOS

Para aliviar la tensión y la fatiga ocular causadas por el ordenador, ten en cuenta estos tres puntos:

1. Parpadea.
2. Nunca contengas la respiración.
3. Ten cuidado con la postura.

Cuando te quedas absorto navegando por Internet o jugando con tu videoconsola, tu cantidad de parpadeos disminuye sin que te des cuenta. Un estudio sobre el tema revela, de manera sorprendente, que hay personas que mantienen los ojos abiertos, sin parpadear, durante dos o tres minutos seguidos.

El parpadeo juega un papel importante a la hora de humedecer los ojos. Cuando los párpados superiores e inferiores entran en contacto, se lubrica todo el ojo. Si se parpadea con menor frecuencia, se produce sequedad ocular, lo cual hace que se corte el suministro de nutrientes y oxígeno a la córnea. Por lo tanto, es absolutamente crucial acordarse de parpadear (más adelante ahondaré en la conexión entre las lágrimas y el síndrome del ojo seco).

Respirar es también de lo más vital. *El cerebro y los ojos son devoradores de oxígeno: consumen aproximadamente una cuarta parte de todo el oxígeno del cuerpo.* Si no les llega el suministro de oxígeno adecuado, dejarán de funcionar correctamente.

Del mismo modo, cuanto más tiempo permanezcas delante de una pantalla, más probable será que acabes adoptando una postura doblada hacia delante y que los pulmones se encojan en el proceso. Como resultado, tu respiración se volverá tan superficial que parecerá que tan solo utilizas la mitad de tu capacidad pulmonar, o incluso un tercio. Es así como hay personas que experimentan ya no la apnea del sueño, sino la apnea del ordenador personal.

En estas condiciones, el suministro de oxígeno se reduce, lo cual da lugar a somnolencia. Para evitar caer en un estado de hipoxia o falta de oxígeno, es importante relajarse y respirar profundamente de vez en cuando.

Ahora bien, aquello a lo que el usuario del ordenador tiene que estar más atento es a la postura, uno de los factores que se hallan detrás de la alteración de la respiración.

Puesto que la cabeza, que pesa entre cuatro y cinco kilogramos, se apoya en el cuello y los hombros todo el tiempo, el peso que estos tienen que soportar varía según si la postura que se está adoptando es buena o mala. Muchas personas acaban con el estómago hacia dentro, la espalda encorvada y el cuello inclinado hacia delante. A menos que esta postura se corrija, se podría desarrollar la afección conocida como *síndrome del cuello rígido*, como mencioné en el capítulo 2. Cuando esto sucede, la persona padece algo más grave que una mera tensión ocular o rigidez de hombros.

En primer lugar, saca el estómago con firmeza, y si la espalda está curvada, levanta los hombros y después suéltalos hacia atrás; así, la espalda se pondrá recta. Si el cuello se inclina hacia delante, dóblalo hacia atrás y llévalo de nuevo hacia delante poco a poco, empezando por la barbilla. Así alinearás la cabeza, el cuello y la espalda, y si conservas esta alineación mientras trabajas, podrás estar cómodo.

Al principio, sin embargo, incluso si adoptas la postura correcta, te encontrarás con que vuelves a caer rápidamente en la mala postura a la que estás acostumbrado. Por este motivo, revisa tu postura con regularidad, y si está desalineada corrígela inmediatamente. Hacer esto ayudará a que se incremente el flujo de sangre al cerebro, poco a poco, hasta que te resulte cómodo y fácil mantener la postura correcta. Cuando lo consigas, ya no tendrás que preocuparte más por ello, ya que por fin podrás decir adiós a los síntomas del cuello y los hombros rígidos, e incluso al dolor de espalda.

TÉCNICA OCULAR N.º 6
CÓMO PROTEGER LOS OJOS DEL SÍNDROME DEL OJO SECO

Las lágrimas son muy importantes. Se componen de tres elementos: el agua de las glándulas lagrimales, el aceite de las glándulas de Meibomio y la proteína de la mucina. Al parpadear, las lágrimas abastecen la córnea y la conjuntiva de esos tres elementos. De alguna manera, podemos considerar que las lágrimas son como una bebida energética natural que debe saciar los ojos.

Con el predominio de los ambientes secos propiciados por el aire acondicionado, se ha producido una disminución del volumen de estas importantes lágrimas, así como una menor frecuencia de parpadeo, lo que ha conducido a un aumento de la cantidad de personas que muestran los síntomas de lo que se conoce como el síndrome del ojo seco —síntomas que incluyen legañas, visión borrosa, sensación de arenilla, picazón en los ojos y dolor ocular—. La mayoría de quienes acuden al Gimnasio de la Visión para recibir asesoramiento tienen sequedad ocular o presentan síntomas que se asemejan a los del ojo seco. De hecho, ha aumentado tanto la cantidad de pacientes que padecen este síndrome que ya ni tan siquiera se considera una afección.

En concreto, los síntomas del ojo seco incluyen los ojos legañosos, la visión borrosa, la sensación de arenilla en los ojos, dolor ocular y picazón en los ojos.

Si acudes a un oftalmólogo, te recetará unas gotas especiales para los ojos o te indicará que utilices tapones lagrimales —estos tapones almacenarán las pocas lágrimas que tengas—. Pero, al final, lo máximo que lograrás con estas medidas será aliviar los síntomas. Si te haces dependiente de las gotas para los ojos o de los tapones lagrimales, no podrás prescindir de ellos durante el resto de tu vida; no te permitirán resolver el problema de la sequedad ocular de forma definitiva.

Las causas principales de la sequedad ocular son la evaporación o la falta de producción de lágrimas o bien la presencia de obstrucciones en los conductos lagrimales. Es necesario hacer que la calidad y el volumen de las lágrimas vuelvan a la normalidad y eliminar cualquier obstrucción.

Para minimizar la evaporación de las lágrimas, se puede poner un humidificador en la estancia, o colocarse de vez en cuando una toalla húmeda sobre los ojos. Hoy día pueden incluso encontrarse gafas especialmente diseñadas para las personas que padecen sequedad ocular; dichas gafas tienen la capacidad de producir un aislamiento térmico.

Otra muy buena manera de aumentar la cantidad de lágrimas y eliminar cualquier obstrucción es estimular físicamente las glándulas lagrimales y las de Meibomio.

En primer lugar, veremos cómo estimular las glándulas lagrimales, que son las que generan humedad. Sin pestañear, mira un punto fijo que tengas enfrente. Sigue así hasta que no puedas mantener los ojos abiertos. Llegado este punto, parpadea diez veces consecutivas. Cuando hagas esto cinco veces, tus glándulas lagrimales se estimularán lo suficiente, y cualquier obstrucción se verá erradicada en el proceso.

Otro buen método es dar un gran bostezo a propósito. Estoy seguro de que has tenido la experiencia, al sentir sueño, de bostezar y comprobar que los ojos se te ponían llorosos. Esto sucede cuando el movimiento de los músculos faciales ejerce una presión sobre lo que se conoce como sacos lagrimales —las bolsas que almacenan las lágrimas—. ¡Esto es todo lo que se necesita para restablecer la función de la liberación de lágrimas!

En segundo lugar, hablemos de la estimulación de las glándulas de Meibomio, que secretan aceite. De hecho, el 70% de los casos de sequedad ocular se atribuyen a un déficit de aceite, y no de agua. Con los ojos cerrados, tócate las sienes con los pulgares y luego, lentamente, presiona las pestañas hacia abajo unas diez veces con la punta de los dedos índice (las aberturas de las glándulas de Meibomio se encuentran en la línea de las pestañas inferiores). Al abrir los ojos, ¿las sientes mojadas? Si lo están, ahí tienes la prueba de que se ha secretado aceite.

La mayor parte de las personas que padecen sequedad ocular son mujeres que acostumbran a maquillarse los ojos. El maquillaje, especialmente el lápiz y la sombra de ojos y el rímel, es muy probable que se corra y bloquee las aberturas de las glándulas de Meibomio. Así pues, si te maquillas, debes prestar especial atención a tus cosméticos, sobre todo a los que te aplicas alrededor de los ojos.

Tampoco debes pasar por alto la calidad de tus lágrimas. Puesto que la materia prima de las lágrimas es la sangre, si esta es espesa, las lágrimas serán, en su mayor parte, de baja calidad. Cuidar la alimentación, sin embargo, puede ayudar a que la sangre fluya con más facilidad, lo que mejorará la calidad de las lágrimas.

Te presento a continuación algunos ejercicios más para combatir la sequedad ocular.

1. Ejercicio de los círculos de parpadeo

Mientras mueves el cuello en un movimiento circular, parpadea con fuerza. A continuación, mueve la cabeza de manera similar en el sentido contrario. Haz tres rotaciones en cada sentido. Estarás tonificando tu potencia de parpadeo.

2. Ejercicio para estimular las glándulas de Meibomio

Calienta una toalla húmeda en el microondas. Cierra los ojos, coloca la toalla sobre ellos y déjala ahí durante tres minutos. A los tres minutos, con los ojos aún cerrados, frota las zonas de alrededor de las pestañas con los dedos índice. Esto estimulará las glándulas de Meibomio y fomentará la secreción del aceite necesario para formar las lágrimas.

3. Ejercicio para fortalecer los músculos de los párpados

Mientras flexionas lentamente el cuello hacia atrás, mírate la nariz con los dos ojos. A continuación, retira la barbilla hacia dentro y dobla el cuello hacia delante hasta que tu cabeza esté hacia abajo mientras miras hacia arriba con los dos ojos. Repite ambos movimientos diez veces. Los músculos de tus párpados se fortalecerán y te resultará cómodo parpadear.

Lo que estoy a punto de sugerir no es, estrictamente hablando, una rutina de ejercicios, pero permitirte verter lágrimas cada vez que una novela, una película o una obra de teatro toquen tu alma es bueno para los ojos. Llorar en esos momentos puede revitalizar las glándulas de secreción y acabar con la sequedad ocular. Así que, por favor, ¡exponte al arte!

LA RESTAURACIÓN DE LA VISTA DESPUÉS
DE SOMETERSE A CIRUGÍA LÁSER
Registros clínicos y observaciones

Nombre	Agudeza visual		Potencia dióptrica (hipermetropía/estigmatismo)	
	D	I	D	I
U. K., 40 años, Ka-nagawa	0,5 → 1,2	0,4 → 0,9	+1,25 D → +0,25 D (H) -2,00 D → -1,25 D (E)	+1,25 D → 0,00 D (H) -1,50 D → -0,75 D (E)

Esta mujer vio corregida su hipermetropía tras someterse a cirugía láser para tratar la miopía. Ahora está en camino de recuperar totalmente la vista.

Estoy muy agradecida por volver a ver bien. Aunque mi vista se recuperó tras la cirugía láser, fue disminuyendo gradualmente de nuevo, así que me apunté al programa de entrenamiento del doctor Nakagawa. Disfruté del entrenamiento como una parte integral de mi vida y recordé la importancia de hacer exactamente lo que te indican que hagas.

Nombre	Agudeza visual		Potencia dióptrica (hipermetropía/estigmatismo)	
	D	I	D	I
A. H., 39 años, Tokio	0,6 → 1,2	0,4 → 1,0	+3,00 D → +2,00 D (H) -1,75 D → -1,50 D (E)	+3,00 D → +1,50 D (H) -1,75 D → -1,25 D(E)

Este hombre volvió a ver bien después de que su vista comenzó a declinar inmediatamente tras la cirugía láser. Hoy, su visión es superior a 1,0.

Me sometí a cirugía para librarme de mi miopía, y vivía cómodamente sin experimentar ningún inconveniente. Sin embargo, desde entonces, hace dos años, se me hizo difícil ver los textos y empecé a sentir cansancio ocular. Comencé a temer que tendría que volver a llevar gafas. También me había vuelto muy hipermétrope y había indicios de que estaba empezando a padecer astigmatismo. Consciente de que sería un error ignorar estos síntomas, me apunté al programa. Actualmente he mejorado del astigmatismo y puedo ver con claridad los objetos. Además, ya no siento cansancio ocular.

Nombre	Período	Antes		Después	
T. M., 25 años	5 meses	D	I	D	I
		0,8 I	1,0	1,5	1,5

Hace cuatro años, tras someterme a la cirugía láser, lo pasé mal cuando el médico me dijo que tenía un ojo afectado por halos y resplandores, glaucoma y desgarro de retina. Así que llamé al doctor Nakagawa, quien me dijo: «Aún no has llegado a la treintena, verdad? Tienes por lo menos sesenta años por delante, durante los cuales podrás casarte y tener hijos. Así que vale la pena que no dejes de atender tus problemas oculares, ¿no es cierto?». Esas palabras me alentaron y me salvaron. Nadie en el hospital me había dicho algo remotamente similar.

Así que decidí seguir el programa con la esperanza de mejorar mi situación, aunque solo fuese un poco. Hice tantos ejercicios oculares como pude, sin perder de vista que debía evitar que mis ojos y mi cuerpo se enfriasen y que debía adoptar un estilo de vida en el que me acostase pronto y me levantase temprano por la mañana. Así que, como podéis imaginar, estoy más que contenta con los resultados de mi mejora de la visión.

Estoy eternamente agradecida a todos los miembros del personal por su apoyo emocional. Y me aseguraré de seguir cuidando de mis ojos.

ABRE LOS OJOS 4

Los refugiados de la cirugía láser (LASIK)

Últimamente, cada vez más de mis pacientes han experimentado recaídas en su agudeza visual tras haberse sometido a cirugía para corregir la miopía. Estas personas son las que denomino refugiados de la cirugía láser.

No tengo ninguna intención de descartar las cirugías correctivas o la ortoqueratología (tratamiento que usa lentes de contacto correctoras). Pero lo que me gustaría que tuvieras en cuenta es que estos métodos son, al igual que las gafas y las lentes de contacto, soluciones temporales. Sin duda, pueden ayudarte a ver con claridad de nuevo, pero nunca curan la miopía, pues no abordan la causa del problema.

A menos que restablezcas el poder de ver del cerebro y le pongas fin a un estilo de vida que es abusivo para tus ojos, tu visión va a sufrir una recaída.

Puesto que la miopía no es una enfermedad de la córnea, manipular esta membrana no sirve como tratamiento. Sin duda, en términos de visión óptica podrás ver con claridad de nuevo, pero no hay garantías de que esta solución vaya a durar. Y puesto que los ojos están sujetos a circunstancias que están siempre cambiando, tarde o temprano la miopía volverá a hacer acto de presencia, sin lugar a dudas. Tampoco hay ninguna garantía de que vayas a estar libre del riesgo de contraer sequedad ocular o infecciones de la córnea a causa, por ejemplo, de la falta de higiene.

Una de las razones por las que los pacientes experimentan una recaída después de someterse a cirugía láser es un bajo volumen de flujo sanguíneo. Los ojos, que son órganos que consumen mucha sangre, por lo general se vuelven miopes cuando la circulación de este fluido no es suficiente. La cirugía corrige la visión sin mejorar esta deficiencia, y de hecho el suministro de sangre se ve reducido. En efecto, la cirugía equivale a hacer correr a alguien a toda velocidad con el estómago vacío. Es por esto por lo que estoy convencido de que es mucho mejor aumentar el flujo de sangre por medio de ejercicios. Así no solo mejorarás tu agudeza visual, sino que también serás capaz de conservarla.

Capítulo 5

ALEJA LA AMENAZA DE LA PRESBICIA Y DESTIERRA LA SENILIDAD PARA SIEMPRE CON TU VERDADERO PODER DE VER

Cuando la vista se reduce a causa de la hipermetropía relacionada con la edad, o presbicia, los *inputs* visuales se vuelven imprecisos, lo que desencadena una disminución de las funciones cerebrales. Si tienes más de cuarenta años y deseas conservar la vitalidad juvenil del cerebro, debes empezar a tomar medidas contra el envejecimiento de los ojos. Adoptar medidas para prevenir la presbicia también puede ayudar a evitar las enfermedades oculares.

ANTIENVEJECIMIENTO PARA LOS OJOS

Parece que soy una voz en el desierto cuando digo que la hipermetropía debida a la vejez, o presbicia, puede frenarse y curarse. No obstante, sostengo esta afirmación con mucha convicción. Todos experimentamos la presbicia (también denominada vista cansada) y todos debemos detener su avance e intentar corregirla. Después de todo, tiene un impacto directo en nuestra vitalidad y en nuestra pasión por vivir.

La presbicia es el comienzo de la senilidad. Puedes pensar que estoy exagerando. Pero es la verdad. Al llegar a la mediana edad nos acecha la presbicia, que hace que los objetos cercanos aparezcan desenfocados. Escuchamos cosas como «las posibilidades de que las personas miopes tengan vista cansada son escasas» o «los síntomas de la presbicia se manifiestan tarde en las personas miopes», pero, francamente, esto no son más que mitos. Se trata sencillamente de que las personas miopes, que están acostumbradas a ver los objetos cercanos bien enfocados, no advierten fácilmente los síntomas de la presbicia.

¿Por qué considerar que esta forma de hipermetropía es el comienzo de la senilidad o, en otras palabras, del envejecimiento del cerebro?

Como ya he señalado en varias ocasiones, los seres humanos obtenemos aproximadamente el 80% de la información de nuestro entorno a través de los ojos. Cuando la vista se reduce a causa de la presbicia, los *inputs* visuales que llegan al cerebro se vuelven imprecisos. Esto se traduce en que, a pesar de que se intentan ver los objetos, la información visual de estos nunca llega al cerebro con precisión, por lo que es difícil, incluso, almacenar esa información en la memoria.

La razón por la cual una persona puede recuperar rápidamente los viejos recuerdos de la época en que su visión era buena, mientras que en cambio tiene dificultad para recordar los acontecimientos recientes, es en gran parte el impacto de la presbicia, además del hecho de que su cerebro está envejeciendo.

Para empezar, la hipermetropía (el problema de no poder enfocar los objetos cercanos) tiene lugar cuando la elasticidad del cristalino se reduce a causa del envejecimiento, o cuando se deterioran los músculos ciliares en los que se ancla. Se asume generalmente que los síntomas de la presbicia comienzan a aparecer pasados los cuarenta años, pero hoy día estamos viendo un aumento del número de casos a partir de los treinta.

La mayoría de las personas que padecen esta afección se limitan a resignarse a la idea de que «son cosas de la edad» y recurren a las gafas características de los ancianos. Aunque también se puede optar por usar lentes de contacto especiales para la hipermetropía o por la cirugía láser, al final resulta que los beneficios de estas medidas son solo temporales: la graduación de las lentes tiene que ir revisándose a medida que empeora la presbicia y los efectos positivos de la cirugía se desvanecen en el tiempo.

Cuando la presbicia avanza, por las razones que ya he comentado, el envejecimiento del cerebro también empieza a aumentar. Al cerebro le resulta difícil incluso enviar señales al resto del cuerpo para que actúe, puesto que el vigor se reduce drásticamente, lo cual hace que la persona se sienta de pronto vieja y enferma. La presbicia, en efecto, nos lleva a entrar en una espiral descendente.

En Japón se cree generalmente que cuando los hombres comienzan a envejecer, tienen primero problemas con sus dientes, después con sus ojos y a continuación con sus órganos reproductores, en este orden. Debemos ser conscientes, por lo tanto, de que justo después de que los dientes muestren un deterioro, hay muchas posibilidades de que se deteriore también la vista. En cuanto a mí, me alegra poder afirmar que he parado en seco la presbicia.

Recuerdo vívidamente cuando cumplí los cuarenta. Ese día pensé: «¡Sí! ¡Lo he conseguido!». Había logrado volver a ver bien a ojo desnudo, lo que constituía la prueba de que mi Método Nakagawa, que había elaborado a lo largo de muchos años de práctica, realmente funcionaba. Más de veinte años después, sigo conservando mi agudeza visual intacta; nunca he necesitado gafas.

En el mundo del cuidado de la belleza, el término *anti-envejecimiento* (*anti-aging*) está de moda desde hace unos años. Básicamente hace referencia a métodos para seguir teniendo un aspecto juvenil por medio de mantener el envejecimiento a raya. Pero, en gran medida, todos estos enfoques priorizan solamente el aspecto externo, la apariencia.

Después de los cuarenta años, para conservar el cuerpo joven por dentro —y, especialmente, para conservar joven el cerebro—, debes empezar a adoptar medidas *antiedad* para los ojos.

A continuación te presento algunos resultados obtenidos tras la realización de una sola sesión de cinco minutos de los ejercicios para los ojos y el cerebro. Gracias a ellos, la presbicia puede verse mitigada.

M. S., 47 años (miopía excesiva, astigmatismo intenso, anisometropía, presbicia y sospecha de glaucoma)

Visión de cerca (a ojo desnudo)		Visión de cerca asistida (con gafas)	
D	I	D	I
por debajo de 0,1 → 0,1	0,4 → 0,9	0,2 → 0,4	0,2 → 0,6

Cuando me puse las lentes de contacto, pude ver claramente los objetos distantes, pero, al mismo tiempo, pasé a ver tan borrosos los objetos cercanos que lo pasaba mal a la hora de comer. Hoy es la primera vez que asisto a una conferencia sobre la remisión de la presbicia y me he quedado pasmada, después de probar algunas de las medidas presentadas en ella, al constatar que podía volver a ver claramente los objetos cercanos. En los últimos años, todos mis compañeros de clase han comenzado a ponerse gafas para leer, así que recordé que mi problema se debía a la edad. Pero en la siguiente clase voy a decirles a los demás: «¡Mirad, ya no tengo presbicia! ¡Estoy curada!».

K. T., 53 años (miopía gravísima, astigmatismo extremo, glaucoma e hipermetropía con defecto del campo visual)

Visión de cerca (a ojo desnudo)		Visión de cerca asistida (con gafas)	
D	I	D	I
$0,1 \rightarrow 0,4$	por debajo de $0,1 \rightarrow 0,1$	$0,3 \rightarrow 0,6$	$0,7 \rightarrow 0,9$

Me inscribí en el curso sobre las medidas contra la presbicia con dudas, pero ahora estoy sorprendido: ¡mi vista ha mejorado en dos puntos! Cada vez que acudo a una sesión de práctica, veo más claro, así que trato de reservar todo el tiempo posible para las sesiones.

E. M., 51 años (miopía excesiva, glaucoma [defecto del campo visual] y presbicia)

Visión de cerca (a ojo desnudo)		Visión de cerca asistida (con gafas)	
D	I	D	I
menos de $0,1 \rightarrow 0,1$	menos de $0,1 \rightarrow 0,1$	$0,4 \rightarrow 0,5$	$0,3 \rightarrow 0,5$

Me inscribí en el curso de medidas contra la presbicia. Sentí envidia al ver cómo otras personas mejoraban de esta afección sin dificultades. En mi caso, mi visión mejoró solamente un poco. ¡Espero hacerlo lo mejor posible, sin embargo, para recuperarme del todo con rapidez!

Y. U., 49 años (miopía media, astigmatismo extremo, anisometropía y presbicia)

Visión de cerca (a ojo desnudo)	
D	I
0,2 → de 0,4 a 0,6	0,3 → de 0,5 a 0,8

Tengo una miopía media, un astigmatismo extremo y anisometropía, con una lateralidad de visión considerable. Mis ojos están en tan baja forma que no puedo moverlos muy bien. Ni siquiera puedo cruzarlos. También veo los objetos cercanos con el ojo derecho y los distantes con el izquierdo. Como no puedo medir muy bien las distancias, evito conducir. Además, tengo la sensación de que solo la mitad de la información procedente de mis ojos llega al cerebro.

Sin embargo, después de asistir al curso sobre las medidas contra la presbicia, noté una gran mejora. ¡Voy a seguir practicando!

¿QUÉ EDAD TIENEN TUS OJOS Y TU CEREBRO?

Vamos a comprobar ahora, en un momento, cuánto han envejecido tus ojos y tu cerebro. ¿Estás experimentando cualquiera de los síntomas siguientes últimamente?

- Cuando miras un objeto cercano, no puedes enfocarlo tan fácilmente.
- Puesto que tus ojos se fatigan con facilidad, se te hace problemático leer periódicos y libros.
- Te estás volviendo olvidadizo.
- Te encuentras con que a menudo no puedes recordar los nombres de las personas y los objetos.
- Cuando vas caminando, a menudo chocas con la gente o tropiezas con algo.
- Ya no puedes leer, desde el interior de un tren en marcha, el nombre de la estación indicado en un cartel.
- No puedes animarte a empezar algo nuevo.
- Al volante, has experimentado miedo en algunos momentos.
- Estás cometiendo más errores por descuidos en el trabajo.
- Ya no puedes soportar ver tu cara en el espejo.

Si reconoces que te afectan uno o dos de los síntomas indicados, o ninguno, tus ojos y tu cerebro están en la cuarentena o son jóvenes; si padeces entre tres y cinco, se hallan en la cincuentena; si sufres entre seis y nueve, se encuentran en la sesentena, y si reconoces que eres víctima de los diez síntomas, la edad de tus ojos y tu cerebro está en algún punto de la setentena. Si los resultados arrojan una edad mayor que tu edad real, asegúrate de empezar a realizar los ejercicios antienvejecimiento de los ojos de inmediato. Si, por el contrario, los resultados revelan una edad más joven que tu edad real, esto no significa que puedas relajarte. Puesto que nadie puede evitar envejecer, debes estar atento a la evolución de tu vista.

TRES PRINCIPIOS QUE PUEDEN AYUDARTE A DETENER
LA PRESBICIA E INCLUSO A ELIMINARLA

Imparto a menudo conferencias sobre antienvejecimiento para los ojos y el cerebro en centros de formación continua, y cada vez que lo hago me asombran la energía y el entusiasmo que manifiesta el público.

Entre todas esas personas de entre cincuenta y ochenta años (es decir, de mediana edad y de edad avanzada o, dicho de otra manera, la generación de la presbicia), las sesiones son siempre tan animadas y alegres que es a mí, al profesor, a quien levantan el ánimo. Sin dejarse intimidar por su presbicia, y decididas a conservar su salud ocular, estas personas tan motivadas rebosan curiosidad intelectual y —al igual que todos quienes son muy conscientes de los temas de salud— entusiasmo por la vida.

En cuanto a los individuos de mediana edad y los ancianos pesimistas, si los dejamos a su suerte, sucumbirán a los estragos del envejecimiento y a dejar que su presbicia vaya avanzando de forma constante. En los países en los que un porcentaje considerable de los ingresos fiscales son absorbidos por los costes médicos, el envejecimiento de la sociedad es cada vez una carga financiera mayor para los gobiernos. En mis conferencias, siempre le digo al público: «Me gustaría que fuesen ustedes conscientes de que si muchos de nosotros tomamos la iniciativa de detener el avance de la presbicia y nos liberamos de ella, nuestro esfuerzo colectivo dará lugar a una revitalización de la sociedad misma. ¡El asunto es de gran alcance!».

Ahora bien, ¿cómo podemos superar la presbicia y recuperar nuestra agudeza visual? ¿Cómo podemos dejar de sentirnos impotentes y acabar con la terrible idea de que se trata de un problema causado por el envejecimiento, de modo que no se puede evitar?

Antes de presentar ejercicios específicos para los ojos y el cerebro, quiero referirme a tres principios que ayudan a hacer posible la restauración de la vista por medio de ejercicios.

1. El principio de Roux

El principio de Roux, para exponerlo de forma sencilla, establece que los músculos se desarrollan cuando se los utiliza con moderación y que se atrofian cuando se deja de usarlos. Del mismo modo, si uno hace un uso moderado de los músculos oculares, crecen y se fortalecen, pero si deja de usarlos se vuelven cada vez más débiles y se atrofian. Este es el motivo por el que podemos prever que obtendremos unos buenos resultados si realizamos los ejercicios, no solo para superar la miopía, como se explica en el capítulo 3, sino también para olvidarnos de la presbicia, por medio de trabajar con los músculos que se estaban atrofiando.

2. La plasticidad cerebral

Se creía que la configuración de las células cerebrales, una vez que maduran, nunca cambia. Sin embargo, actualmente los neurocientíficos están empezando a saber, a través de la irritación sensorial y por otros medios, que las células cerebrales tienen la propiedad de llevar a cabo cambios en las combinaciones nerviosas y mantenerlos. Incluso si la recuperación de la visión es parcial, cuando los objetos cercanos aparecen desenfocados a causa de la presbicia, se configuran nuevas redes neuronales que quedan perfectamente establecidas en el cerebro, lo que permite a los ojos volver a enfocar bien esos objetos. Esta capacidad se denomina plasticidad cerebral o neuroplasticidad.

3. La visión latente del cerebro

Ya he hablado de cómo puedes ver bien si piensas que puedes. Aquí se aplica el mismo principio. Al fortalecer los músculos de alrededor de los ojos, se aplica una estimulación moderada al cerebro, se revitaliza el recuerdo de la visión clara y, al igual que veíamos en el principio número 2, se crean nuevas conexiones neuronales para ver los objetos cercanos. Por medio de repetir esto y, así, aprenderlo —en otras palabras, mediante el ejercicio de tu mente—, lograrás recuperar la vista que has perdido a causa de la presbicia.

Puedes detener el avance de la presbicia en cualquier momento y lograr la recuperación a cualquier edad. Mis ojos, que pueden ver claramente sin gafas, incluso después de que he cumplido los sesenta años, son la prueba viviente de esta capacidad.

LIBERACIÓN DEL ESTRÉS PARA MEJORAR LOS OJOS Y EL CEREBRO

¿Sabías que el estrés puede agravar la presbicia? Junto con el cristalino, los músculos conocidos como músculos ciliares, que son los responsables de enfocar, están controlados por el sistema nervioso autónomo. Cuando un ser humano se halla sometido a un estrés extremo, el equilibrio del sistema nervioso autónomo cede, lo que da lugar a un deterioro de la función de los músculos ciliares —esto es lo que hace que los objetos se vean desenfocados.

Hoy día los ojos de la gente, expuestos a un enorme caudal de información que llega por medio de diversos dispositivos, como los ordenadores, las videoconsolas y los teléfonos inteligentes, ya están sometidos a mucho estrés solo por este motivo.

Así que dispongámonos a aliviar el estrés para mejorar los ojos y el cerebro. El primer paso para recuperarse de la presbicia es relajarse.

Ejercicio de respirar profundamente

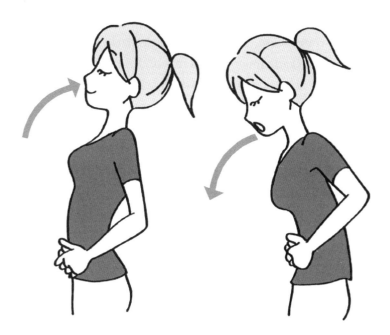

Mientras inhalas lentamente por la nariz, saca el estómago e inclínate hacia atrás. Después, exhala lentamente por la boca mientras te inclinas hacia delante. En el caso de este ejercicio es importante que visualices que con cada inhalación estás revigorizando la sangre mientras circula por tu cuerpo.

Mientras inhalas lentamente por la nariz y dejas que tu estómago se expanda, échate un poco hacia atrás. Cuando hayas acabado de inhalar, exhala lentamente por la boca, mientras te inclinas hacia delante. Hazlo diez veces.

Con cada inhalación, visualiza que estás revitalizando la sangre a medida que circula por tu cuerpo, sobre todo cuando pasa por los ojos y el cerebro.

VOLVER A EJERCITAR LOS MÚSCULOS ATROFIADOS

Como deja claro el principio de Roux, si abandonas toda esperanza de recuperarte de la hipermetropía y dejas de ejercitar los músculos de alrededor de los ojos, terminarán por atrofiarse, lo cual acabará de darle a tu mirada la apariencia de la de una persona mayor. En tus días de juventud, incluso si llevabas un estilo de vida inactivo y sedentario, tus músculos seguían funcionando correctamente, pero una vez que comienzan a atrofiarse con la edad, debes volver a ejercitarlos.

Dicho esto, los ejercicios que voy a presentarte no son del tipo que cargan los músculos del ojo, sino que, lenta y cuidadosamente, relajan los músculos atrofiados para restablecer la flexibilidad y aumentar la capacidad de enfoque.

Además, estos ejercicios, al mejorar la circulación sanguínea y fortalecer el fondo de los ojos, pueden conducir a evitar el desprendimiento de retina.

Así que, por lo que más quieras, ¡haz estos ejercicios! Y no olvides relajarte, también. Puedes ubicar el ejercicio anterior, el de la respiración profunda, entre los que te muestro a continuación.

1. Ejercicio de cerrar y abrir los ojos

Este ejercicio aparece descrito anteriormente en este mismo libro, en el capítulo 4 (pág. 167). Completa dos veces esa secuencia. Puesto que está diseñado para estimular adecuadamente los músculos de alrededor de los ojos, los vasos sanguíneos y los nervios, también puede contribuir a estimular un metabolismo debilitado.

2. Ejercicio de las líneas en zigzag

Este ejercicio también aparece descrito en el capítulo 4. Con el libro puesto en posición vertical u horizontal, sigue con los ojos los patrones en zigzag impresos en la página 141. Hazlo varias veces durante dos minutos.

Si puedes aumentar la velocidad de rastreo de los ojos, mejorarás la comunicación entre estos y el cerebro.

3. Ejercicio de detectar números

En la página siguiente aparece una serie de números dispuestos aleatoriamente, del 1 al 50. Empieza por localizarlos con los ojos sin mover la cabeza, pasando del menor al mayor (es decir, 1 → 2 → 3, y así sucesivamente). Cuando hayas terminado, localiza de nuevo los números moviendo solo los ojos, pero esta vez del mayor al menor (es decir, 50 → 49 → 48...). Ahora prueba a complicar un poco la dinámica; por ejemplo, localiza solamente los números pares en orden, o cambia ligeramente el ángulo de la cabeza (hacia arriba o hacia abajo, hacia la derecha o hacia la izquierda). También puedes probar a acercar más los números a los ojos o alejarlos de ellos. Estos ejercicios aumentarán tu capacidad de cambiar de punto de vista y ajustar el enfoque.

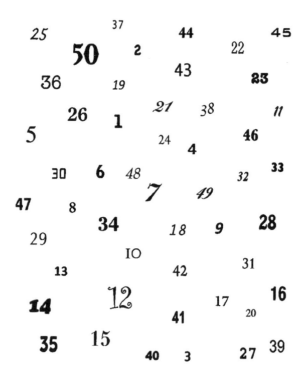

Ejercicio para detectar números

4. Ejercicio para mantener el enfoque

Toma un libro, una revista o un periódico y elige una palabra que aparezca ahí. Fija tu atención en esa palabra durante tres segundos. A continuación, cierra los ojos durante tres segundos y, mientras tienes los ojos cerrados, aun cuando no puedes ver la palabra, sé consciente de enfocarte en ella. Cuando vuelvas a abrir los ojos, comprueba si siguen enfocando la misma palabra. Si es así, aumenta el tiempo en que estás con los ojos cerrados (primero a cinco segundos, luego a siete y después a diez) antes de abrirlos de nuevo.

Con este ejercicio vas a desarrollar tu capacidad de ajustar y mantener el enfoque.

ESTIMULACIÓN DE LA RETINA CON UNA MÁSCARA DE EQUILIBRIO OCULAR

Para superar la hipermetropía y la presbicia, es necesario permitir que el cerebro registre la sensación de ver claramente los objetos cercanos. Cuando eso sucede, al igual que en el caso de poder ver si se cree que se puede, creará nuevas redes neuronales que permitan la visión de cerca. La mejora de la visión tiene lugar en el transcurso de la repetición de este proceso de reconocimiento.

En resumen, es vital que creas firmemente que puedes ver con claridad los objetos cercanos.

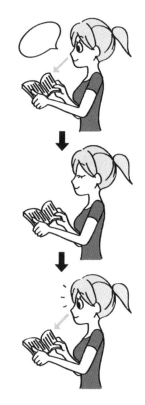

Ejercicio para mantener el enfoque

Con esto en mente, prueba a leer un libro ubicado cerca de tus ojos. Mientras lo haces, cree con toda seriedad que puedes ver los objetos que tienes cerca con claridad cristalina, evitando cualquier pensamiento negativo. Haz esto durante un minuto cada mañana y cada noche. Empezarás a ver resultados al cabo de diez días (como mínimo).

Ahora te hablaré de una herramienta especial que yo mismo he diseñado. Es una herramienta para mejorar con facilidad el reconocimiento por parte del cerebro de la sensación de ver los objetos con claridad. Es lo que yo llamo *la máscara de equilibrio ocular Nakagawa*, la cual encontrarás al final de este libro.

Recorta a lo largo de la línea y usa un alfiler para hacer una fila de pequeños agujeros, de acuerdo con las instrucciones impresas. Haz también dos agujeros más grandes en los extremos derecho e izquierdo. Haz pasar un hilo o una goma elástica a través de estos dos agujeros ¡y ya está! Lleva la máscara como si fuesen gafas sobre los ojos desnudos.

Al principio puedes ver oscuro, incluso si estás en el interior de una estancia bien iluminada, ya que los pequeños agujeros no dejan entrar suficiente luz. Pero a medida que te vayas acostumbrando, deberías comenzar a ver con claridad.

A decir verdad, a través de los agujeros practicados en la máscara de equilibrio ocular, tanto las personas miopes como las hipermétropes pueden ver claramente a ojo desnudo. Por lo general, los músculos ciliares se flexionan y la luz se ve refractada por el cristalino antes de que se creen las imágenes en la parte posterior de la retina. Pero en caso de miopía o hipermetropía, la luz no se refracta bien, lo que dificulta a la retina la posibilidad de formar imágenes correctamente. Sin embargo, cuando la luz llega a los ojos a través de los agujeritos, ya no es necesario que el cristalino la refracte, por lo que llega directamente a la retina, donde, como resultado, pueden formarse ahora imágenes claras. Esto significa que no solo la visión se aclara, sino que, puesto que la mayor parte de los músculos ciliares no se utilizan, la carga sobre los ojos se reduce al mínimo.

Así, con la máscara de equilibrio ocular, incluso si lees un libro durante un período prolongado de tiempo, tus ojos apenas se cansarán.

Puesto que podrás ver con una claridad sorprendente incluso sin la ayuda de gafas, será fácil ayudar al cerebro a volver a tener la sensación de una visión clara, enfocada. En efecto, si el cerebro, con la ayuda de esta máscara, «aprende» en repetidas ocasiones lo que se siente al ver claramente de nuevo, se le hace más fácil construir nuevas redes neuronales que faciliten la visión de cerca. Por eso, la máscara de equilibrio ocular debería ser una herramienta indispensable contra la hipermetropía.

Ejercicio con la máscara de equilibrio ocular

Sostén un libro o un periódico cerca de los ojos y ajusta su posición hasta que el texto sea apenas legible. A continuación, ponte la máscara de equilibrio ocular. Proponte leer algo en la posición que has definido y mira el texto durante treinta segundos. Quítate la máscara y mira de nuevo el texto. Repite esto diez veces.

El cerebro registrará la sensación de la visión de cerca, lo que te ayudará a enfocar los objetos.

La máscara de equilibrio ocular presenta otras virtudes:

- Puesto que la luz se filtra por agujeros que tienen el mismo tamaño, las personas con visión desigual (es decir, aquellos cuya agudeza visual no es la misma para el ojo izquierdo que para el derecho), así como las que tienen el hábito de ver con un solo ojo, podrán reducir la desigualdad y lograr un mayor equilibrio visual.

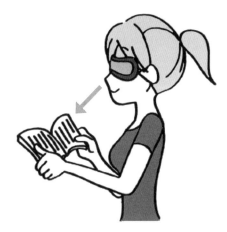

Acércate a los ojos un libro o un periódico y ajusta su posición hasta que apenas puedas leer el texto. Después de establecer esta posición, ponte la máscara de equilibrio ocular y mira el texto durante 30 segundos.

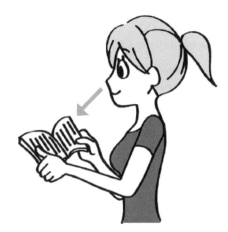

A continuación, quítate la máscara de equilibrio ocular y vuelve a mirar el texto. Repite diez veces este proceso.

• Como la luz llega directamente a la retina, la resolución en esta aumenta, lo que hace que las imágenes lleguen al cerebro claras y bien diferenciadas. En consecuencia, el poder de ver y la memoria cerebral mejorarán.

- Debido a que con la máscara puesta el campo de visión es estrecho, se desarrolla el hábito de mirar directamente a los objetos y, en el proceso, la postura también mejora. Y con la postura mejorada la luz llega precisamente al centro de la retina —la zona macular—, lo que ayuda a crear imágenes aún más claramente definidas.

Si bien la máscara de equilibrio ocular puede ayudar a restablecer la vista, puesto que su uso estrecha mucho el campo de visión, evita salir a la calle o conducir con ella puesta.

CALIENTA TU CUERPO PARA COMBATIR LA PRESBICIA

Uno de los factores que están tras el envejecimiento de los ojos es el deterioro del flujo sanguíneo. Con un flujo sanguíneo fluido, cantidades suficientes de oxígeno y nutrientes llegan a los ojos y al cerebro, lo que estimula el metabolismo celular que, finalmente, conduce a la prevención de las enfermedades oculares.

Para mejorar la circulación sanguínea, realizar estiramientos es sin duda eficaz. Pero en este libro me gustaría mostrarte otra manera, que consiste en calentar el cuerpo, lo cual puedes hacer fácilmente todos los días.

La primera parte de la práctica se lleva a cabo mientras te estás dando un baño. Lo importante es que te asegures de que la sangre circule lo suficiente, hasta llegar a la parte superior de la cabeza. Para ello, relájate bañándote en agua caliente (que esté a unos cuarenta grados centígrados) durante un rato. Utiliza la bañera; las duchas no sirven a estos efectos. Cuando te estás bañando en la bañera, tu sangre se calienta y la presión del agua hace que suba bien hasta los ojos y el cerebro. Asegúrate de evitar deshidratarte bebiendo mucha agua u otros líquidos y sal de la bañera antes de empezar a sentirte mareado o experimentar un sofoco.

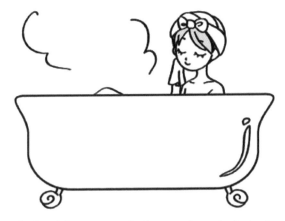

Date un baño relajante en una bañera –en lugar de ducharte–, en agua caliente –que esté a unos 40 °C–. Pero no permanezcas ahí durante mucho tiempo; los baños largos pueden causar sofocos o mareos. Asegúrate de hidratarte con mucha agua u otros líquidos.

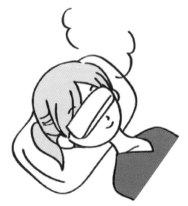

Una toalla precalentada en el microondas no solo calienta los ojos y mejora la circulación de la sangre, sino que también es ideal para el tratamiento de la sequedad ocular. Sin embargo, ten precaución: deja que se enfríe un poco antes de usarla.

A continuación, aplícate en los ojos una toalla caliente (caliéntala en el microondas durante un minuto aproximadamente antes de colocártela con cuidado sobre los ojos cerrados). Deja que la toalla te caliente los ojos durante unos cinco minutos. Ten mucho cuidado al colocarla, para evitar quemaduras. No solo vas a experimentar una mejora de la circulación sanguínea alrededor de los ojos, sino que los músculos ciliares trabajarán con más fuerza y el calor estimulará los nervios. Este método también es eficaz para el tratamiento de la sequedad ocular, gracias a la cantidad moderada de humedad que se genera.

EL PODER DE LOS ARÁNDANOS PARA DETENER EL ENVEJECIMIENTO DE LOS OJOS

En 1996 publiqué un libro en japonés titulado *Revive your Eyes with the Miracle of Blueberries* (editorial Nittoshoin). Con él fui el primero en Japón en señalar que la antocianina, un pigmento púrpura contenido en los arándanos silvestres de la variedad del norte de Europa, obra maravillas para los ojos. A partir de entonces, los arándanos se pusieron de moda como un alimento saludable.

Esos días comenzó a hacer su aparición la miopía inducida por el ordenador, a medida que estos dispositivos empezaban a generalizarse, así como un aumento de las enfermedades oculares relacionadas con la edad. El auge de estas afecciones fue tan espectacular que se convirtió en un problema social.

Cuando me hallaba buscando algo que pudiese ayudar a proteger los ojos nipones, me enteré, por medio de un conocido que trabajaba en una importante empresa farmacéutica, de que la antocianina de los arándanos se vendía en Europa como medicamento. Inmediatamente volé hasta allí, investigué un poco y acabé por escribir aquel libro.

¿Por qué se considera que la antocianina es beneficiosa para los ojos? La respuesta está en una sustancia que se encuentra en la retina, llamada rodopsina. Cuando esta sustancia se ve expuesta a la luz, envía una señal al cerebro, al cual transmite el mensaje de que «se ha visto algo». A la luz, la rodopsina se descompone en compuestos de vitamina A antes de que dichos compuestos se sinteticen de nuevo en la rodopsina. Pero cuando las personas abusan de sus ojos, esta segunda síntesis no se produce a tiempo, lo cual hace que disminuya la cantidad de rodopsina.

Lo que promueve la segunda síntesis de la rodopsina no es más que la antocianina presente en los arándanos. Hace que la vista funcione y como resultado conduce a la curación de la fatiga visual y a la reducción de la miopía.

Como la cantidad de rodopsina disminuye con la edad, la antocianina también es buena para ralentizar el envejecimiento de los ojos. Además, fortalece los vasos sanguíneos, estimula el flujo sanguíneo y tiene un efecto antioxidante. Por lo tanto, puede decirse que es un complemento ideal para revitalizar la vista defectuosa y para mantener el envejecimiento bajo control.

Sin embargo, no olvides que los únicos arándanos que tienen estos efectos positivos son el tipo salvaje del norte de Europa, que contiene un 100% de antocianinas. Te recomiendo que te asegures de que los arándanos son de este tipo antes de consumirlos.

PASOS QUE DEBES SEGUIR CONTRA LOS PROBLEMAS OCULARES RELACIONADOS CON LA EDAD

La presbicia no es la única complicación ocular que se ve activada por el envejecimiento. También aumenta el riesgo de contraer diversas enfermedades oculares que den lugar a un descenso repentino de la visión, a un estrechamiento o a un defecto del campo visual –por el que aparece un punto ciego en la visión– o, en el peor de los casos, a la pérdida total de la vista. En particular, en el caso de que la presbicia afecte a una persona con miopía, esto invita a que se presenten otras complicaciones, como glaucoma, degeneración macular relacionada con la edad y desprendimiento de retina.

La buena noticia es que hay cuatro medidas que puedes adoptar para protegerte de las enfermedades oculares, aunque si reconoces alguno de los síntomas aquí descritos, acude a un oftalmólogo de inmediato –los síntomas de la miopía o la presbicia pueden ser indicativos de que una enfermedad más grave está en camino.

Glaucoma

La causa principal de pérdida de la vista en la mediana edad en Japón es el glaucoma.

En esta afección, la presión del líquido del ojo (la presión intraocular) aumenta y daña el nervio óptico. El disco óptico aparece bañado en sangre, lo que ocasiona una mengua progresiva del campo visual. No obstante, últimamente hemos comenzado a entender que hay muchos más casos de glaucoma en el contexto de una presión intraocular normal; es decir, a pesar de que la presión del líquido del ojo pueda estar a un nivel normal, el nervio óptico, sin embargo, va atrofiándose, dando lugar a la afección conocida como defecto del campo visual. Casos de esta enfermedad están apareciendo cada vez más entre personas de mediana edad y ancianas como una complicación de la miopía, e incluso hay resultados que muestran que uno de cada diecisiete japoneses de cuarenta años o más sufren glaucoma. Sin embargo, entre las personas con miopía excesiva, solo una de cada quinientas cincuenta y seis lo padecen.

A unos setenta pacientes del Gimnasio de la Visión se les ha diagnosticado glaucoma (a treinta de ellos con defecto del campo visual), y se ha presumido que unos veinte más tenían también esta dolencia. A pesar de que había oído que estaba al alza, me sorprende ver cómo esta enfermedad, que hace que se corra el riesgo de quedarse ciego, se ha convertido, antes de que me haya dado cuenta, en un fenómeno muy extendido. Cada vez hay gente más joven con glaucoma; yo mismo he atendido a sujetos con poco más de veinte años que sufrían de este problema.

Creo que la mayor parte de los casos de glaucoma son causados por un flujo sanguíneo deficiente. Al abusar de los ojos, el flujo sanguíneo que circula desde el cuello hacia arriba disminuye drásticamente, lo que priva al nervio óptico de la nutrición necesaria. En consecuencia, el nervio comienza a atrofiarse y esto contribuye a la pérdida de campo visual. Los casos de personas que padecen glaucoma en ambos ojos son raros; los síntomas tienden a aparecer con fuerza en uno solo de los ojos, ya sea el derecho o el izquierdo, en individuos acostumbrados a concentrar la visión en un solo ojo. Por cierto, estos sujetos suelen sufrir casos graves de cuello u hombros rígidos.

PARTES DEL OJO Y SUS FUNCIONES

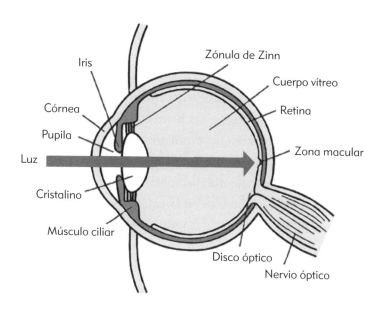

Cuando se considera la erradicación del glaucoma desde la perspectiva de la práctica de ejercicios, hay que detener el avance de la miopía, que es la causa raíz del glaucoma. Para ello, es esencial aprender cuál es la forma correcta de usar los ojos, estirar los músculos oculares, estimular los vasos sanguíneos y mejorar el flujo de sangre al nervio óptico. También recomiendo tomar un fármaco de antocianina para aliviar los síntomas de la miopía.

Degeneración macular relacionada con la edad

La principal causa de la pérdida de la visión en la mediana edad en Estados Unidos es la degeneración macular relacionada con la edad. En Japón también, posiblemente a causa de la adopción generalizada de la dieta occidental, esta enfermedad está experimentando un rápido aumento.

La mácula —o mancha amarilla— se encuentra en el centro de la retina, que, a su vez, está situada en la parte posterior del ojo, donde la luz se transforma en imágenes. Es una zona importante, que concentra células fotorreceptoras, las cuales permiten distinguir las formas y los colores. A pesar de que se encuentra en un entorno en que puede oxidarse fácilmente por la acción de los rayos ultravioleta, gracias al efecto antioxidante de una sustancia llamada luteína, que se halla en grandes cantidades en la retina, por lo general está protegida de los estragos de la oxidación.

La degeneración macular se presenta de dos posibles maneras: la atrofia, provocada por la degeneración del epitelio pigmentario de la retina —que proporciona nutrientes a la mácula— y la descarga, en la que los residuos de la mácula se acumulan debajo del epitelio pigmentario de la retina y bloquean el flujo sanguíneo; esto hace que se creen venas nuevas y disfuncionales, lo que da lugar a una obstaculización de las funciones visuales. Además, los vasos sanguíneos recién constituidos se desgarran con facilidad a causa de su fragilidad y, cuando lo hacen, la sangre y los fluidos se filtran y empujan la mácula hacia arriba. De resultas de ello, el centro del campo visual se oscurece o empieza a distorsionarse. En Japón, este segundo tipo de degeneración —la descarga— constituye la mayor parte de los casos.

En mi opinión, la degeneración macular inducida por la edad debe también su aparición a una insuficiente circulación de la sangre por el ojo. Así que, como primer paso para prevenir y detener el progreso de esta dolencia, es necesario ejercitar los músculos oculares y estimular las zonas de alrededor de los ojos.

Además, parece ser que la luteína es también eficaz, por su efecto antioxidante, que puede ayudar a aliviar los síntomas. ¡Así que, por favor, empieza a tomar luteína hoy mismo y protege tus máculas!

Desprendimiento de retina

Recientemente, un conocido mío sufrió un desprendimiento de retina, y cuando acudió a la unidad de oftalmología de un hospital universitario, le sorprendió la increíble cantidad de pacientes que había afectados por el mismo problema. Si bien es una afección bien conocida por acabar con la carrera de deportistas y boxeadores, resulta sorprendente que la mayoría de la gente no sepa en qué consiste en realidad.

La retina, que construye imágenes cuando se expone a la luz, está formada por diez capas. Y el desprendimiento de retina tiene lugar cuando la capa más externa, el epitelio pigmentario de la retina, se separa de las nueve capas restantes, que constituyen la retina neurosensorial. Entre las personas de mediana edad y mayores, esto puede suceder cuando, por alguna razón, el flujo de sangre a la retina se bloquea, pero en un número abrumador de casos deriva de una complicación de la miopía. Su síntoma es un campo visual defectuoso, y si no se trata, puede conducir a la pérdida de la vista. Cuando la miopía se intensifica, los globos oculares se extienden hacia delante, adoptando la forma de un balón de *rugby*. Puesto que la forma de los ojos cambia, las retinas, ubicadas en la parte posterior, se aflojan de forma natural y, por tanto, pueden desprenderse con facilidad.

El agrietamiento de la retina, que constituye la etapa previa al desprendimiento, tiene lugar cuando la retina se desgarra y se produce un agujero. Esta es una de las razones por las que se forman cuerpos flotantes, que aparecen en el campo de visión como partículas negras en movimiento. Si empiezas a ver algo así, acude al oftalmólogo.

Catarata

La catarata es una afección ocular por la que el cristalino se vuelve blanco. Muchas de las personas afectadas por ella son de mediana edad y experimentan como síntomas visión borrosa, fácil deslumbramiento y visión doble.

Si bien existen diversos factores que la provocan, se atribuye básicamente a un mal funcionamiento del metabolismo que ayuda a proporcionar nutrientes al cristalino y elimina los productos de desecho. La catarata se produce cuando esta función metabólica se deteriora a causa de factores como el envejecimiento.

ABRE LOS OJOS 5

Incluso los niños padecen presbicia

La presbicia afecta aproximadamente al 1% de los estudiantes de primaria y secundaria. «¿Cómo pueden los niños ser présbitas?», puedes preguntarte, sorprendido. Pero es un hecho innegable.

Recientemente examiné a un niño de quinto de primaria y encontré que su visión normal (su visión de lejos) era de 0,04 en ambos ojos, y su visión de cerca, también en ambos ojos, de 0,3. No había duda: estaba mostrando los síntomas de la presbicia. Dado que las escuelas solo llevan a cabo exámenes de la vista para la visión lejana, estos síntomas tienden a pasar desapercibidos. Y puesto que los niños que presentan estos síntomas son incapaces de ver sus libros de texto y sus cuadernos con claridad, no pueden concentrarse en clase; como resultado, sus notas a veces caen en picado.

La razón está clara: al igual que con los casos de miopía, la visión excesiva y de cerca de pequeñas pantallas LCD tiene la culpa. Siempre que tienen un momento acuden a mirar las pantallas de sus *tablets* o *smartphones*, o sus dispositivos de juegos portátiles, por lo que sus cristalinos y músculos ciliares acaban por volverse rígidos. Como resultado, su visión de los objetos ubicados en la distancia empieza a desenfocarse, en un primer momento. Cuando esto sucede, fijan la mirada en lo que tienen cerca, lo que supone una carga aún mayor para los ojos; en consecuencia, incluso lo cercano comienza a aparecer desenfocado.

Haz ejercicios oculares. Incluso el niño que he mencionado, tras haber participado en el entrenamiento para la restauración de la vista bajo mi supervisión, logró, en cuestión de cinco minutos, una mejora de más de 1,0 en su visión de cerca, en ambos ojos. Nunca deja de sorprenderme la extraordinaria capacidad de recuperación de los niños.

Capítulo 6

TU AUTÉNTICO PODER DE VER ES UN RECURSO DE CONFIANZA EN TU ARSENAL DE DESTREZAS PARA LA VIDA

La mayor parte de los animales salvajes utilizan su poder de ver como arma para aumentar sus posibilidades de supervivencia. Incluso los seres humanos, por naturaleza, están dotados de este poder. Así que debes sacarle el máximo partido al practicar deporte, en tu lugar de trabajo y en tu vida cotidiana. Va a transformar tu vida.

EL PODER DE VER ES EL PODER DE VIVIR

En una ocasión visité el acuario de Enoshima, en Shonan. Después de recorrer el lugar, estaba comiendo una bola de arroz en el exterior, mirando al mar, cuando algo pasó ante mis ojos. Aunque al principio no supe lo que había sucedido, cuando eché un vistazo a mi mano, la bola de arroz a medio comer no estaba allí. Miré bien a mi alrededor, pero no la veía por ningún lado.

Finalmente se me ocurrió mirar hacia arriba, sin ninguna razón en particular, y vi un pájaro negro volando en el cielo, que trazaba tranquilamente círculos en el aire. Entonces se me encendió la bombilla. En ese momento entendí lo que había ocurrido: aquella ave me había arrebatado la bola de arroz. Todo lo que pude hacer era permanecer ahí sentado, sorprendido por la velocidad de relámpago con que el pájaro se había hecho con el botín. ¡Me la había jugado!, pero, a la vez, tuve una valiosa comprensión: me volví muy consciente de que los animales salvajes debían la vida a su poder de ver.

Se habla a menudo de «tener la vista tan aguda como la de un halcón». Esto se refiere a la búsqueda de algo con ojos dotados de una buena agudeza visual, de la misma manera como los cormoranes o los halcones buscan su presa y focalizan la mirada en ella. Se dice que el milano negro y el halcón tienen una agudeza visual de alrededor de 8,0; sus ojos cuentan con un millón y medio de fotorreceptores, lo que contrasta con los doscientos mil que posee el ser humano. Se cree que la gran provisión de sangre que llega a sus ojos los ayuda a ver las imágenes de forma mucho más vívida y clara.

La celebridad televisiva Ousmane Sankhon, oriundo de la República de Guinea, parece ser que tenía una visión de 6,0 antes de llegar a Japón. Por más impresionante que pueda parecer, en su ciudad natal se le consideraría miope, lo que sugiere que probablemente hay allí muchas personas cuya vista se encuentra al mismo nivel que la de las aves de presa. En mi opinión, los seres humanos estamos dotados, por naturaleza, de una calidad de visión así de excelente. Desde su llegada a Japón, sin embargo, la agudeza visual de Sankhon se redujo a 0,9, lo que sin duda dice mucho acerca de lo perjudicial que es este país para los ojos.

Hay un miembro del personal del Gimnasio de la Visión que es muy aficionado a una serie de manga titulada *Una pieza*, de Eiichiro Oda. Uno de los personajes, Dracule Mihawk, es uno de los mejores espadachines del mundo; también es conocido como Ojo de Halcón. Según este miembro del equipo, este personaje tiene unos ojos tan agudos como los de un halcón, y prácticamente los utiliza como armas para mantener alejados a los demás. Esta serie de manga seguro que acierta al hacer de la visión excepcional, o del verdadero poder de ver, un prerrequisito para que Ojo de Halcón sea el mejor espadachín del mundo.

La visión de este miembro del personal era originalmente de 1,5, lo cual no está mal, pero, inspirado por Ojo de Halcón, se está esforzando para lograr una visión de 3,0. Recientemente, ha logrado aumentarla hasta 2,2. Su objetivo final, sin embargo, es llegar a 6,0, la vista original de Sankhon.

En cualquier caso, la lección que se debe recordar es esta: la mayor parte de los organismos incrementan su capacidad de supervivencia sirviéndose del poder de ver como arma.

Sin embargo, hay algunas excepciones.

Una madre vino a verme con su hija, que por aquel entonces estaba cursando segundo de primaria. Al preguntarle qué le ocurría, me dijo que su hija había sufrido un descenso repentino de su agudeza visual, de 1,5 a 0,1, sin que hubiese ninguna razón en particular que permitiese explicarlo. Incluso después de que la examinase un oftalmólogo, e incluso después de que la examinase yo mismo, no se pudo encontrar nada que fuese mal en cuanto a sus funciones visuales. Como encontré esto muy extraño, hablé con ella en privado, y me reveló lo siguiente:

—El otro día vi como alguien se suicidaba tirándose al tren.

Consideré que el misterio se había resuelto. Esa niña, tan pronto como fue testigo del suicidio, tuvo un pensamiento intenso: «¡No quiero ver!». La visión de alguien quitándose la vida fue tan traumática para ella que su repulsión y su rechazo acabaron por obstaculizar su poder de ver.

Llevé su caso durante alrededor de un mes y, como resultado de erradicar progresivamente la aversión de su mente, recuperó su agudeza visual de 1,5. En este caso, una experiencia traumática ocasionó una conmoción tal que su visión (su poder de ver) había acabado por enfriar su fuerza vital, su vitalidad: su poder de vivir.

En conclusión, el poder de ver puede, a veces, constituir una fuerza vital, y en otras ocasiones puede privar a la persona de ella. Lo importante es saber cómo tener el control sobre estos resultados.

LA VISIÓN EN EL DEPORTE – PRIMERA PARTE
El caso del descenso de un jugador de béisbol

¿Cómo es posible que el poder de ver constituya un arma? Para entender esto, vamos a echar un vistazo al caso de cómo un deportista restableció su visión. Así podremos llegar a una comprensión general acerca de cómo los deportistas aprovechan su visión para estimular su rendimiento.

Ya te hablé del doctor Paul A. Harris, optometrista estadounidense y autoridad destacada en el campo de la ejercitación de la visión, que es un viejo amigo mío. Se le atribuye el aumento del promedio de bateo de cierto jugador de la liga de béisbol profesional desde el 21% hasta el 38,5%, al menos en sus últimos quince partidos.

Este deportista había fichado por los Orioles de Baltimore (el equipo local del doctor Harris), donde ganó el premio al mejor jugador novel, demostrando que era un gran bateador. Pero al año siguiente experimentó un gran descenso, lo que condujo casi a la rescisión de su contrato a causa de su bajo rendimiento.

Cuando su entrenador lo llevó a ver al doctor Harris, este lo examinó a fondo y descubrió dos cosas: primero, que su percepción de la profundidad presentaba una desviación de quince centímetros, y segundo, que siempre acompañaba sus cambios de perspectiva con un movimiento facial. El doctor Harris propuso las siguientes soluciones:

1. La percepción que tenía el jugador de la distancia entre el montículo del lanzador y el plato (*home plate*) era quince centímetros inferior a la real. Por lo general, la solución sería llevar a cabo un programa de capacitación diseñado para corregir la percepción de la profundidad, pero solamente faltaban quince partidos para que acabase la temporada. Por lo tanto, como medida de emergencia, el doctor Harris aconsejó al jugador que retrocediese quince centímetros en la zona de bateo.

2. A los jugadores de béisbol se les aconseja a menudo que no quiten los ojos de la pelota cuando van a batearla. La finalidad de esta medida es que el bateador registre la ubicación exacta de la pelota lanzada en todo momento, hasta el final. Pero este jugador seguía la pelota con la mirada desde el momento en que estaba en la mano del lanzador, lo que significaba

que, para seguir bien su trayectoria, tenía que mover la cara. Este proceder le obligaba a cambiar de perspectiva con frecuencia, lo que casaba que la imagen que tenía de la pelota en el cerebro oscilara. Esto, a su vez, hacía imposible que calculara con precisión la posición de la pelota en el espacio. Por lo tanto, se decidió que mientras la pelota permaneciese en la mano del lanzador, fijara la mirada en la hebilla del cinturón de este, la cual permanecía relativamente en la misma posición en el transcurso de la operación de lanzamiento; una vez que se lanzaba la pelota, nuestro protagonista procedía a dejar de enfocar la hebilla para pasar a hacerlo en el punto de lanzamiento.

Con este enfoque, la desviación en la percepción de la profundidad por parte de este jugador desapareció, lo que le permitió captar la posición espacial de la pelota con precisión. Como resultado, su rendimiento experimentó una mejora repentina. Ni que decir tiene que logró seguir en el equipo.

El motivo por el cual la superestrella del béisbol Ichiro Suzuki, que fichó por los Yankees de Nueva York en 2012, no ha estado mostrando un rendimiento tan bueno se puede atribuir, probablemente, a una disminución de su poder de ver. Cuando el rendimiento de un deportista empieza a ser irregular, por lo general es indicativo de un desequilibrio en su poder de ver.

Si bien no puedo estar seguro hasta que lleve a cabo mi propia investigación, cuando lo veo jugar no puedo evitar creer que su mediocre actuación se debe a una merma de varias de sus funciones visuales, incluidas las siguientes: su capacidad de ver con los dos ojos de una manera equilibrada, su visión cinética —la capacidad de seguir la pelota y otros movimientos— y su visión periférica —la capacidad de captar rápidamente cambios en el entorno circundante—. Puesto que es un genio del bateo, estoy seguro de que si recupera estas funciones, podrá seguir jugando con regularidad durante muchos años.

LA VISIÓN EN EL DEPORTE – SEGUNDA PARTE
El equilibrio bilateral es clave

Un día, un golfista profesional vino a mi consulta. Al parecer, su rendimiento estaba siendo mediocre en sus últimas giras, y quería mejorar sus registros por todos los medios. Tenía una visión de 1,5 en el ojo derecho y de 0,7 en el izquierdo, y cuando comprobé la coordinación entre sus ojos y su cerebro, salieron a la luz unos malos hábitos por su parte.

Si bien me preocupaba la diferencia de agudeza visual entre sus ojos derecho e izquierdo, lo que más me inquietaba era su hábito de mirar la pelota de golf con un solo ojo. Esto podía plantear enormes desafíos a la hora de golpear la pelota; si uno es incapaz de ver las cosas con ambos ojos a la vez, no podrá medir, por ejemplo, el ángulo de una pendiente en el césped, ni será capaz de evaluar correctamente las distancias.

Para que veas mejor lo que quiero decir, prueba a mirar el círculo negro que aparece a continuación con ambos ojos, y después apunta hacia él con el dedo índice. Con el índice ligeramente separado del libro, cierra alternativamente el ojo derecho y el izquierdo. Puede ser que te des cuenta de que un ojo ve cómo el dedo señala correctamente el círculo negro, mientras que el otro ve el objetivo levemente desplazado. Lo más probable es que normalmente utilices solo tu ojo eficaz. Sin embargo, los ojos derecho e izquierdo de algunas personas pueden ver, ambos, cómo el dedo apunta fuera del objetivo. En otros casos, la percepción de la profundidad puede ser distinta en ambos ojos. Pues bien, si un golfista experimenta alguno de estos problemas, anotar un hoyo puede ser casi un sueño imposible, ya que no será capaz de evaluar con precisión el ángulo de una pendiente o la distancia hasta un objeto.

En los juegos de pelota y en el boxeo, los jugadores a veces adoptan posturas en las que ven de lado o en diagonal. A pesar de que parece posible, en estas posturas, seguir viendo la pelota o al oponente, en realidad no lo es. En el caso del golf, por ejemplo, algunas personas miran con un solo ojo mientras hacen pivotar su palo de golf; es decir, en el caso de un jugador diestro, puede ser que esté mirando la pelota con el ojo izquierdo solamente hasta el momento del impacto, y luego, después de este seguimiento, puede pasar a mirarla con el ojo derecho.

Para que pudiese corregir su problema, aconsejé a ese golfista que siguiese lo que he bautizado como Programa de Visión en el Deporte, consistente en un conjunto de ejercicios destinados a incrementar la aptitud de ambos ojos.

Lo que ocurrió fue increíble: inmediatamente después de seguir mis consejos logró, en su segundo partido, un hoyo al primer golpe, por primera vez en su vida. Por supuesto, nadie puede negar que la suerte desempeñó un papel en ello, pero tampoco cabe duda de que la visión que tenía ese día (su poder de ver) contribuyó a su hazaña. A pesar de que, lamentablemente, no ganó el campeonato, sus registros mejoraron considerablemente, y su nombre comenzó a aparecer con mayor frecuencia en los periódicos.

Un buen número de deportistas que sufren un descenso pueden encontrar el origen de su problema en una diferencia o desequilibrio en su visión (en su poder de ver), como hemos visto. Por medio de repetir rutinas de ejercicios diseñados para mejorar la visión y reducir al mínimo las discrepancias entre los dos ojos, se puede recuperar la agudeza visual inicial.

LA VISIÓN EN EL TRABAJO – PRIMERA PARTE
Estar de pie durante el trabajo

Acaso te estés preguntando qué tiene que ver la visión con estar de pie. Tal vez sería mejor que te preguntases qué sucede si no lo estás. ¿Qué ocurre si trabajas o estudias permaneciendo todo el tiempo sentado? La respuesta es que seguramente tu poder de ver decaerá. Si tu campo de visión está limitado a la zona de tu escritorio, los estímulos visuales que llegan a tus ojos y tu cerebro son escasos, lo cual merma tu capacidad de concentración. Cuando tu capacidad de pensar se debilita, tiendes a quedarte mirando la pantalla del ordenador y abstraerte. Como resultado de ello, como he explicado en el capítulo 2, tus facultades visuales (tu poder de ver) resultan dañadas.

Por el contrario, cuando permaneces de pie y trabajas, tu campo de visión se ensancha y tu cuerpo está más libre para moverse. El resultado final es que, sobre todo con el aumento de los *inputs* visuales, estar de pie estimula tus ojos y tu cerebro y te mantiene despierto.

Puesto que la somnolencia, que es el archienemigo del trabajo y el estudio, se desvanece, tu productividad aumenta y el tiempo que pasas mirando la pantalla se reduce. Y, lo que es más, tu cerebro se ve estimulado y revitalizado. ¡Es una situación de ganar-ganar!

Puedes comprar un escritorio elevado, de los que permiten trabajar de pie, o colocar una caja firme de cartón encima de un escritorio normal. Lograrás resultados aún mejores si incluyes en tus pausas del trabajo los ejercicios de cuello y hombros antes mencionados. Sin embargo, todas estas estrategias para estar de pie no te harán ningún bien si tus piernas acaban por agotarse, así que asegúrate de reservarte tiempo para hacer pausas y moverte un poco.

Permanecer sentado en una silla durante mucho tiempo tiene otras desventajas. Al mantener las rodillas y la cintura dobladas en ángulo recto, se obstruye el flujo de sangre a las pantorrillas, las cuales, por cierto, también se denominan *el segundo corazón*. Con esta postura, se acaba por ejercer incluso más presión sobre los muslos y las nalgas, lo cual provoca el estancamiento de la circulación de la sangre por todo el cuerpo. En efecto, uno se expone a un mayor riesgo de padecer afecciones como la trombosis —también conocida como el síndrome de la clase turista—, en la que el suministro de sangre a los ojos y al cerebro disminuye, lo que incrementa el riesgo de que las funciones visuales, e incluso las cerebrales, se vean negativamente afectadas. En el caso de que esta deficiencia inhiba la secreción de hormonas, también podrían manifestarse síntomas de depresión.

El escritor Ernest Hemingway tenía una máquina de escribir en un escritorio elevado y componía su prosa de pie. Estoy seguro de que, al hacerlo así, aprovechaba su poder de ver y activaba su cerebro. Gracias a esto, el mundo ha sido bendecido con obras maestras tales como *Fiesta*, *Adiós a las armas* y *El viejo y el mar*. También se dice que el actor Ken Takakura estuvo de pie durante toda una sesión de rodaje de una película. Lo hizo porque, dijo, «siento que pierdo mi espíritu luchador cada vez que me siento».

Las personas que permanecen sentadas durante más de seis horas al día tienen más posibilidades de morir en el plazo de quince años que aquellas que permanecen sentadas durante la mitad de ese tiempo. Además, quienes permanecen sentados mientras miran la pantalla de un ordenador o mientras ven la televisión durante más de cuatro horas al día presentan el doble de posibilidades de morir, y el riesgo que corren de sufrir una complicación cardiovascular, como un ataque al corazón, es un 125% superior. Así que el trabajo de escritorio puede, literalmente, acortar la esperanza de vida, y por supuesto también puede deteriorar el poder de ver.

Como primer paso, prueba a estar de pie mientras trabajas durante una hora al día.

LA VISIÓN EN EL TRABAJO – SEGUNDA PARTE
Mejora tu visión por medio de leer rápido

Voy a ser franco: leer deprisa es muy fácil. Al recuperar la agudeza visual a través de ejercicios y al mejorar tus funciones visuales, podrás leer un libro aproximadamente el doble de deprisa que en la actualidad. Sin embargo, si tu vista es pobre, ya tienes una enorme desventaja. A menos que ejercites el poder de ver de tus ojos y el de tu cerebro a la vez, tu velocidad de lectura nunca va a aumentar.

Hay muchos libros sobre la velocidad de lectura, pero aún no he encontrado ninguno que aborde el tema desde el punto de vista visual. Sin embargo, lo que me preocupa aún más es el hecho de que algunos de estos libros, al poner un énfasis indebido en la velocidad solamente, acaban por colocar una carga aún mayor sobre los ojos, lo que da lugar a una disminución de la visión e incluso a dolores de cabeza.

En esencia, la velocidad y la comprensión son irreconciliables; tanto es así que, para asegurar la comprensión en profundidad, algunos expertos recomiendan específicamente leer despacio. La velocidad a la que esta reconciliación sigue siendo posible, sin embargo, suele ser el doble o el triple de tu velocidad normal —como máximo, cinco veces superior—. Más allá de esto, sería imposible, no importa lo hábil que llegues a ser en este terreno.

La técnica de la velocidad de lectura que propongo puede acelerar sin esfuerzo el poder de ver de los ojos y el cerebro, ayudando así a aumentar la productividad y permitiendo acabar antes con la carga de trabajo. A continuación, te voy a presentar técnicas básicas de movimiento ocular eficiente y recuperación de imágenes. Por favor, pon en práctica estas técnicas en tus lecturas cotidianas, tanto si atañen al trabajo como al estudio.

Este *know-how* o habilidad para la lectura rápida implica sustituir las palabras captadas por los ojos por una imagen de ellas. Una imagen se almacena en la mente subconsciente y se transmite al lóbulo frontal con facilidad, lo que refuerza la comprensión. Así que debes evitar leer siguiendo las palabras una tras otra, en un intento de memorizarlas. Si lo haces así, no aumentarás tu velocidad de lectura. Lo que debes hacer es leer como si estuvieras conectando imágenes mientras anticipas lo que va a aparecer a continuación, como puede ser que lo estés haciendo cuando estás disfrutando del desarrollo de una historia. Esta anticipación te servirá como antena y te ayudará a capturar la información de una manera eficaz.

Bien, ha llegado pues el momento de que mejores tu poder de ver mientras aceptas el reto de leer más deprisa.

1. Ejercicio de movimiento ocular en vertical y en horizontal

Tus movimientos oculares son generalmente fijos; son de arriba abajo al leer una novela japonesa y de izquierda a derecha al leer en la pantalla del ordenador. Si te sujetas a este patrón todo el tiempo, sin embargo, tus ojos y tu cerebro se anquilosarán; así pues, prueba a invertir el movimiento de los ojos. Como se indica en el gráfico A, mueve con rapidez los ojos de abajo arriba manteniendo la cara quieta. A continuación, como se indica en el gráfico B, mueve los ojos de

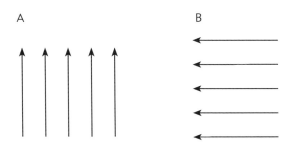

derecha a izquierda. Repite este ejercicio varias veces, durante un minuto.

Al invertir el sentido de tu movimiento ocular habitual —al efectuar un cambio de perspectiva—, estarás desarrollando la flexibilidad ocular.

2. Ejercicio para incrementar la velocidad de visión

La visión periférica transmite mucha más información que la visión central. Si tu campo visual se expande, podrás incorporar más información a la vez, lo que permitirá que aumente tu velocidad de lectura.

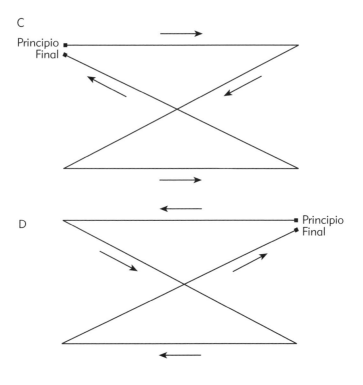

Usando todo tu campo visual, sigue las flechas del gráfico C, es decir, mueve rápidamente los ojos de la esquina superior izquierda a la esquina superior derecha, luego a la esquina inferior izquierda, a la esquina inferior derecha y finalmente regresa a la esquina superior izquierda. A continuación, sigue las flechas del gráfico D, esto es, mueve rápidamente los ojos de la esquina superior derecha a la esquina superior izquierda, luego a la esquina inferior derecha, a la esquina inferior izquierda y regresa finalmente a la esquina superior derecha. Haz la totalidad del ejercicio varias veces, durante un minuto.

Un uso eficaz de tu visión periférica aumentará la precisión de tu comprensión.

3. Ejercicio para cruzar los ojos con mayor rapidez

En el capítulo 3 mostré ejercicios para desarrollar la capacidad de hacer que los ojos se vuelvan hacia dentro, hacia la nariz. Los ejercicios que presento aquí son una extensión de aquellos.

En primer lugar, coloca el pulgar a treinta centímetros de distancia de los ojos. Mientras te mantienes enfocado en él, acércalo a la distancia media entre tus ojos mientras mueves estos hacia dentro, hacia la nariz. A continuación, mueve el pulgar en varias direcciones —arriba y abajo, de lado a lado—. Repite esta serie de movimientos con rapidez durante un minuto.

Tus músculos oculares se tensarán y relajarán sucesivamente, lo que mejorará la circulación.

4. Ejercicio para leer una línea entera a la vez

Cuando lees una novela, por lo general sigues las palabras de izquierda a derecha antes de volver a enfocar la mirada en el margen izquierdo de la siguiente línea y avanzar de nuevo hacia la derecha. Con el ejercicio que voy a presentar te ejercitarás para ver toda una línea de texto como un paquete de información visual, lo que te permitirá avanzar por la página de línea en línea, en lugar de barrer el texto de izquierda a derecha. En efecto, tus ojos ya no tendrán que moverse de un lado a otro, sino que lo harán de arriba abajo. Inicialmente esto puede resultar difícil de dominar, pero una vez que te acostumbres, podrás doblar tu velocidad de lectura. Practica esta técnica con el texto de muestra que sigue.

Es posible captar, como información visual, unas veinte palabras a la vez. Sé paciente; tómate tu tiempo.

Ejercicio para leer de línea en línea

Ve bajando por la página tratando de leer una línea completa a la vez:

Mi amo rara vez se encuentra cara a cara conmigo. He oído que es maestro de escuela. Tan pronto como llega a casa desde la escuela, se encierra en el estudio para el resto del día, y rara vez sale de ahí. Las otras personas de la casa piensan que es terriblemente trabajador; él mismo aparenta serlo. Pero en realidad trabaja menos de lo que piensan todos ellos. A veces llego de puntillas hasta su estudio para espiar qué hace y lo encuentro sesteando. A veces su boca está babeando sobre algún libro que ha comenzado a leer. Tiene el estómago débil y su piel es de un color amarillento pálido, inelástica y carente de vitalidad. Sin embargo, es muy glotón. Tras comer mucho, toma un poco de Taka-Diastasa para el estómago y, después de eso, abre un libro. Cuando ha leído unas pocas páginas, se duerme. Babea sobre el libro. Esta es la rutina que observa religiosamente cada tarde. Hay momentos en que incluso yo, un simple gato, puedo juntar dos pensamientos: «Los profesores lo tienen fácil. Si has nacido ser humano, lo mejor es que te hagas profesor. Porque si es posible dormir tanto y aun así ser maestro, incluso un gato podría enseñar». Sin embargo, según el amo, no hay nada más duro que la vida de un profesor, y cada vez que sus amigos acuden a verlo, refunfuña sin parar.

Natsume Soseki, *Soy un gato*

5. Ejercicio de leer al revés

Así como puedes provocar un cambio en el flujo sanguíneo cuando haces el pino –gracias al efecto de la gravedad–, puedes incrementar ese flujo a los ojos y el cerebro por medio de hacer que tus ojos se muevan de formas a las que no están acostumbrados. De ese modo, les estarás proporcionando a tus ojos un buen entrenamiento. Si observas el fragmento que te ofrezco a continuación, verás que fluye desde la parte inferior de la página hacia la parte superior, ya que cada línea se lee de derecha a izquierda. No te preocupes demasiado por comprender el texto a estas alturas; tan solo sigue las palabras. Si te resulta difícil leer el texto para tus adentros, puedes hacerlo en voz alta al principio. El objetivo de este ejercicio no es ayudarte a incrementar tu comprensión sino ocasionar un cambio en tus movimientos oculares y, por extensión, en tu conciencia.

Ejercicio de leer el revés

Lee el siguiente texto hacia arriba, empezando desde el final (extracto de la Colección de ensayos de Tarahiko Terada, vol. 4 (Iwanami Bunko):

courds bean fried and kite The

,Torahiko Terada

.lograr de difícil extremadamente es hazaña la que conjeturarse puede ,ave del retina la de celular estructura la sea que compleja más por ,que lo por ,amarilla luz la de onda de longitud la con comparable es micras 0,5 ,embargo Sin .microscópico de así nivel un a minúsculas diferencias detectar de capaz ser que tiene real milano el ,efecto En .menos lo por ,micras 0,5 de escala una en ,palabras otras en ,o ,percibida longitud la de parte décima una de escala una en medir de capaz ser que tendría ,mí a parece me ,pájaro el ,piedra una de muerta rata la de imagen la distinguir de capaz ser para ,bien Ahora .(mm 0,005) micras 5 de sería retina la en reflejada proyectada imagen la de longitud la que desprendería se esto De .mm 5 de ,generosa estimación una haciendo ,es metros 150 de distancia una desde rata esta a observando está que real milano del ojos los de focal distancia la que y ,centímetros 15 de es rata la de cuerpo del altura la que ,discusión esta de aras en solo ,Supongamos .cuestionable bastante parece me ,altura gran tan desde incluso ,suelo el en tal como rata una distinguir pueden ave esta de ojos los que de convencional teoría La .suelo del metros 200 y 100 entre de altura una a vuela que cree se ,ave del aproximada altura la y vista simple a medido observación de ángulo el por juzgar a ,real milano el habitualmente desplaza se altitud qué a sé no Aunque

.agarrarlo para abatirse y altura gran una desde suelo el en rata una de cadáver el detectar puede rapaz ave esta que hecho un ser parece ,frito tofu un llevarse puede real milano un que de afirmación la de veracidad la confirmar podido he no Aunque

6. Ejercicio de captura instantánea de imágenes

Este es un ejercicio de lectura rápida no para los ojos, sino para el cerebro.

Abre un libro o un periódico y, después de ver una palabra (un sustantivo) en el papel impreso, acoge las imágenes que te vengan a la mente. Por ejemplo, si ves el término *luz*, escribe en un papel todo aquello que inmediatamente acuda a tu mente, como *sol*, *bombilla eléctrica*, *resplandor*, *oscuridad* y *linterna*. Sigue escribiendo durante un minuto y comprueba cuántas imágenes se te ocurren. Al permitir que aumente la lista de asociaciones de palabras, además de estimular el cerebro, estarás acelerando de forma notable tu capacidad de evocar imágenes en la mente.

7. Ejercicio de evocar imágenes

Este ejercicio final te permite sacar el máximo partido al poder de ver de los ojos y el cerebro: te ayudará a perfeccionar tu capacidad de recordar imágenes. Mientras caminas por una acera, memoriza el color y el número de matrícula de cada coche que pase; por ejemplo, «blanco, 4196». Comienza aprendiendo los colores y los números de los tres primeros coches que veas, y luego, diez segundos después, trata de recordar esos colores y números. Aunque no puedas comprobar si son los correctos, ya que los coches han pasado de largo, si estableces la firme voluntad de «memorizar y recordar», empezarás a traer al a mente, poco a poco, las imágenes con claridad. Una vez que mejore tu capacidad de evocación, memoriza los colores y los números de cinco coches, y luego pasa a siete.

Con respecto a tu capacidad para leer, si tu evocación de imágenes se fortalece, aunque te resulte imposible comprometerte a memorizar una página entera a la vez, verás que puedes leer mucho más rápido que siguiendo una palabra tras otra.

Solo como recordatorio, el objetivo de este ejercicio de lectura rápida es restablecer tu vista, por lo que no debes forzar demasiado los ojos. Basta con que des un paso a la vez, disfrutando de muchos descansos en medio.

Una vez que domines la lectura rápida, puedes estar seguro de que esta habilidad se convertirá en una herramienta fiable.

LA VISIÓN EN LA VIDA – PRIMERA PARTE
Aumenta la vitalidad de los ojos, para empezar

Es una buena idea que ejercites tu poder de ver durante todo el día, todos los días, desde el momento en que te despiertas por la mañana hasta el momento en que te acuestas por la noche. De ese modo, estarás mejorando tu vitalidad y tu calidad de vida en general, ya que esta ejercitación diaria puede ayudarte a liberarte de las dolencias y malestares provocados por los trastornos oculares.

1. Ejercicio de cerrar los ojos con fuerza

A veces no es tan fácil abrir los ojos justo después de despertarse, ¿verdad? En esos momentos, les cuesta abrirse a causa de la somnolencia, ¿no es así? Pues bien, he aquí una solución para que te entones de inmediato.

Tan pronto como te despiertes, mientras aún estás en la cama, cierra los ojos con fuerza tres veces. La última vez, aprieta mucho los párpados. Repite esto unas cinco veces. Tus párpados ya no se pegarán y tus ojos se sentirán renovados.

2. Ejercicio para los ojos mientras te cepillas los dientes

Mientras te cepillas los dientes, desplaza los ojos en el sentido en que se mueva el cepillo. Por ejemplo, cuando te estés cepillando los de la parte superior derecha, lleva la mirada a la parte superior derecha de tu campo de visión; cuando te estés cepillando los de la parte inferior izquierda, lleva la mirada a la parte inferior izquierda de tu campo de visión. Mover los ojos arriba y abajo, y a derecha e izquierda, es una gran manera de calentar el poder de ver y empezar el día.

3. Ejercita los ojos mientras te desplazas

Mientras vas al trabajo, pongamos en tren, mira por la ventana y, sin mover la cara, deja que tu mirada siga el paisaje. Trata de leer las vallas publicitarias que aparecen a lo largo de las vías del tren o las chimeneas visibles en la distancia. Al ejercitar tanto la visión de lejos como la de cerca, estarás relajando los músculos focales de los ojos.

4. Ejercicio de cerrar y abrir los ojos

Este ejercicio constituye una muy buena manera de masajear los ojos, sobre todo antes de usar el ordenador (en la oficina, por ejemplo). «Pero ¿cómo se pueden dar masajes a los ojos?», preguntarás. Al fin y al cabo, no hay que tocarlos...

La respuesta es sencilla: cerrando con fuerza y abriendo al instante los ojos, una y otra vez. Esto te ayudará a aliviar la tensión de los músculos de alrededor de los ojos.

5. Ejercicio de respirar profundamente

Puesto que la actividad cerebral está en su apogeo por la mañana, a la hora del almuerzo puede ser que ya le falte oxígeno al cerebro. Cuando ocurre esto, las funciones visuales y cognitivas disminuyen y el cuerpo, en conjunto, se cansa con facilidad. En estas circunstancias se hace necesario, por lo tanto, reponer el suministro de oxígeno.

Inhala lentamente por la nariz y, después de aguantar la respiración durante un momento, exhala poco a poco. No olvides contener la respiración; es determinante.

Con un reloj delante, contén la respiración un segundo. En la siguiente repetición, contenla dos segundos. Añade un segundo en cada repetición, hasta llegar a un total de diez repeticiones.

6. Ejercicio de parpadear haciendo círculos

Si estás mirando una pantalla de ordenador todo el día, desde la mañana hasta la noche, tus ojos acabarán por parpadear menos, lo que hará que corras más el riesgo de padecer sequedad ocular. La situación empeora mientras duermes, sin embargo; puesto que no parpadeas en todo ese tiempo, los ojos se te secan incluso más. Así pues, antes de dormirte por la noche, asegúrate de aliviar cualquier tensión o fatiga ocular y de hidratar los ojos por medio de parpadear mucho.

Aquí tienes un ejercicio que puedes realizar incluso en la cama, así que asegúrate de hacerlo antes de dormirte. Dibuja

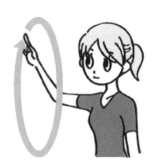

Ejercicio de parpadear haciendo círculos

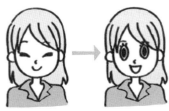

Ejercicio de cerrar los ojos con fuerza

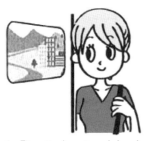

Ejercitar los ojos al lavarse los dientes

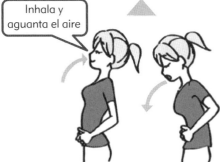

Inhala y aguanta el aire

Ejercicio de respirar profundamente

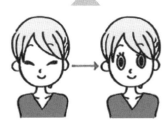

Ejercitar los ojos al desplazarse

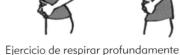

Ejercicio de cerrar y abrir los ojos

Varios ejercicios para estimular tu poder de ver, que puedes llevar a cabo en diferentes situaciones a diario, desde el momento en que te despiertas por la mañana hasta el momento de acostarte por la noche.

un gran círculo en el aire con la punta del dedo índice y, a medida que sigas el movimiento circular del dedo a través del espacio, parpadea lentamente y con firmeza, muchas veces. Lleva a cabo este ejercicio durante aproximadamente un minuto.

Al practicar estos seis ejercicios, asegúrate de evaluar el estado de tus ojos. Permanecer atento a tu salud ocular puede conducir a la prevención o detección temprana de enfermedades oculares.

LA VISIÓN EN LA VIDA – SEGUNDA PARTE
Actualizar por medio de olvidar

Cuando la vida diaria de un ser humano es demasiado rígida y rutinaria, no solo sus pensamientos y actitudes se vuelven fijos e inflexibles, sino que su poder de ver también se estanca y se entumece, ya que sus ojos y su cerebro reciben menos estimulación. De hecho, todo aquello que llegue al cerebro de la persona (todo aquello que vea u oiga, o cualquier otro tipo de información) le parecerá monótono y carente de color, lo cual reducirá las posibilidades de que surja en su mente cualquier inspiración o idea original.

Conviene revitalizar el poder de ver porque, como ya te indiqué, es también una fuente de motivación en la vida, una fuerza vital.

Con este fin, emprender algo nuevo para hacer la vida más estimulante es sin duda una buena idea. Pero una forma rápida y fácil consiste sencillamente en vaciar todos los datos innecesarios de la mente. En otras palabras, en olvidar.

Por lógica, por medio del olvido, el cerebro obtiene más espacio para el surgimiento de nuevas ideas. Y, sin duda, la memoria mejora gracias al olvido. En nuestra vida cotidiana, expuestos como estamos a un torrente colosal de información —el mar de datos que circulan por Internet—, si los seres humanos queremos maximizar las limitadas capacidades de nuestros cerebros, es absolutamente necesario que nos desprendamos de los recuerdos que no tienen sentido o que no deseamos conservar.

Así puedes volver a empezar, y comenzar a perseguir tus pasiones con un interés y un vigor renovados.

Sin más preámbulos, empecemos. Te voy a mostrar exactamente cómo puedes limpiar el cerebro de la acumulación de información innecesaria para actualizar y revitalizar en un instante tu poder de ver.

1. Borrar

Cierra los ojos e imagina una hoja de papel y un lápiz. Ahora, en este papel imaginario, anota todo el trabajo que hayas terminado y todos los acontecimientos que hayan tenido lugar en el transcurso del último año que te gustaría olvidar. A continuación, imagina una goma de borrar y elimina esas palabras que acabas de escribir. Finalmente, imagina que soplas las virutas de la goma, ¡y ya está! Al abrir los ojos, te sentirás fresco y renovado.

2. Vaciar la mente

La mente humana no es solo un hervidero de información procedente del entorno externo, sino que además, día y noche, mantiene un diálogo interno incesante: «Sí; no; tal vez; pero no es así; pero por otra parte; tampoco es así»... Cuando la mente se encuentra en un estado de confusión tal,

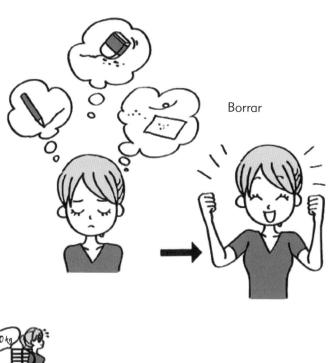

Borrar

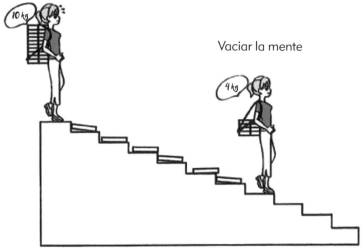

Vaciar la mente

no se sabe durante cuánto tiempo permanece uno abstraído y perdido en sus pensamientos.

En primer lugar, cierra los ojos e imagina una escalera con diez peldaños. A continuación, imagina que estás de pie en la parte superior de esta escalera, llevando un equipaje de diez kilos de peso en la espalda. Baja por la escalera, arrojando un kilogramo de carga en cada escalón. A medida que te sientas más ligero con cada paso, varios pensamientos errantes comenzarán a desaparecer y, como resultado, tu mente será cada vez más capaz de enfocarse.

ABRE LOS OJOS 6
El poder de ver se convierte en el poder de vivir

Un día, un hombre de setenta y siete años vino a verme desde Ibaraki. Me dijo:

—¡Tengo que conseguir que me renueven el carné de conducir!

Cuando le pregunté por qué, me dijo que le habían diagnosticado demencia a su esposa y que precisaba cuidados de enfermería, por lo que necesitaba un coche para llevarla y traerla del hospital, y también para hacer las compras. No tenían hijos, y el único que podía cuidar de su esposa era él.

Para empezar, el hombre padecía una fuerte presbicia y astigmatismo, y puesto que también era diabético, la mácula de su ojo derecho presentaba un agujero; tampoco podía ver mucho con su ojo izquierdo, a causa de las cataratas. A todos los efectos, estaba prácticamente ciego. Por lo general, para renovar el permiso de conducir es necesario tener una visión de al menos 0,7 en ambos ojos; pero en su caso, incluso con las gafas puestas, solo tenía una visión de 0,4 en ambos ojos. Su avanzada edad tampoco constituía un factor a su favor.

Sin embargo, me conmovió su voluntad de cuidar de su esposa hasta el final y lo mucho que creía en su poder de ver latente, así que decidí aceptarlo como paciente y ofrecerle mi ayuda.

Su motivación resultó ser auténtica. Nunca se rindió, por dura que fuese la ejercitación; aceptó y llevó a cabo todas las sugerencias que le hice. Venía a verme a menudo desde Ibaraki a mi consulta en Aoyama (Tokio) y comenzó a mejorar paulatinamente.

Al final, tras lograr mejorar su visión hasta 0,7 (con gafas), el hombre consiguió su objetivo largamente acariciado de renovar su permiso de conducir. Y hasta la fecha, gracias a su visión mejorada, sigue cuidando de su esposa con todo el corazón. Esto demuestra que el poder de ver puede también convertirse en el poder de vivir. Es un poder que no solo afirma la vida, sino que también empodera a las personas para vivirla.

Epílogo

EL PODER DE VER TE CAMBIARÁ LA VIDA

Hace más de cuarenta y cinco años me hice a la idea de dedicarme a la política para cambiar el mundo. Tras suspender mi examen de ingreso una vez, me admitieron en la Universidad de Waseda y me trasladé a Tokio desde Hiroshima. Sin embargo, en lugar de llevar una vida universitaria plena y enriquecedora, dedicada al estudio de la ciencia política, acabé experimentando el fracaso a medio camino.

Un día sufrí un resfriado muy fuerte, y mi estado físico se deterioró drásticamente. Los antibióticos que me recetaron para tomar a largo plazo también comenzaron a resultarme contraproducentes por sus efectos secundarios y, con mi cuerpo sufriendo un síntoma tras otro, el médico acabó por decirme que padecía múltiples enfermedades, cuyos nombres recitó —la mayor parte de ellos los escuché entonces por primera vez—: rinitis alérgica, úlcera gástrica, insomnio, disautonomía, neurosis cardíaca, arritmia cardíaca, anorexia, bulimia, depresión y un largo etcétera. Finalmente, tuve que ir al hospital todos los días y tomar una larga lista de medicamentos. En pocas palabras: en esa época de mi vida, me había convertido en un almacén de enfermedades.

En un intento de mejorar mi condición física, aunque solo fuese un poco, hubo un tiempo en que decidí probar regímenes dietéticos como la macrobiótica y alimentos estimuladores de la salud que estaban en boga esos días, como la *chlorella* y la jalea real. Incluso asistí a un gimnasio, donde llevaba a cabo un circuito de entrenamiento y ejercicios con pesas. También ayuné, lo que se dice que es bueno para la salud. Pero ni tan siquiera después de terminar el ayuno conseguí que me volviera el apetito; mi peso seguía siendo de unos míseros treinta y seis kilos. Pensé que iba a morir.

A pesar de que me esforcé por estar mejor durante alrededor de tres años, no había ningún tipo de indicio de que me estuviera recuperando. Al final, el médico sucumbió a la desesperación, y me dijo:

—¡Eres incurable!

Como mi sueño de ser político se había esfumado en un instante, pasaba los días imbuido de una gran tristeza, suspirando todo el tiempo mientras me preguntaba: «¿Por qué estoy vivo?, ¿Qué puedo hacer mientras siga estando así?». Y mis días continuaron estando marcados por el aburrimiento y la apatía.

Y en esa situación, descubrí esa película...

LA ESPERANZA QUE ME DIO «TIEMPOS MODERNOS»

En el camino de vuelta a casa después de someterme a un examen de bario del estómago, decidí dejarme caer en el cine Bungeiza, en Ikebukuro, y ver una comedia protagonizada por Charles Chaplin. Se titulaba *Tiempos modernos*. Aunque no acabo de recordar la razón exacta por la que decidí ver esa película, creo que probablemente fue solo para matar el tiempo. El caso es que me encontré allí sentado, mirando las imágenes proyectadas en la pantalla con suma atención.

Esta película en blanco y negro es la historia de Charlie, un hombre que acaba como vagabundo después de perder la cabeza en una fábrica, y de una muchacha cuyo camino se cruza con el suyo. Charlie se mete siempre en líos y fracasa en todo lo que intenta, por lo que acaba malviviendo en el peldaño más bajo de la sociedad. Incluso la chica, en quien encuentra un alma gemela, sufre una serie de desgracias y la despiden de un trabajo que había obtenido tras mucho esfuerzo. Aun así, ambos no pierden nunca la esperanza y siguen manteniendo la cabeza alta; nunca pierden la autoestima. En la última escena, cuando la chica se desanima y le dice a Charlie: «¿Por qué intentarlo?», él permanece impávido, la tranquiliza y la anima a sonreír. Entonces, mientras suena una música melodiosa que compuso el mismo Chaplin, ambos se van caminando bajo el sol, sonrientes y con el corazón lleno de esperanza.

Hacía mucho tiempo que una película no me hechizaba tanto. Desde que mi salud entró en caída libre, mi visión original de menos de 1,5 había disminuido todavía más. Por esta razón, no solo no podía ver películas e incluso leer libros correctamente, sino que también era un enorme desafío para mí ver lo que tenía alrededor. En aquel entonces tenía la cabeza siempre gacha y mi visión, así como mi actitud, era reducida. Pero en el momento en que las palabras *The End* desaparecieron de la pantalla y se encendieron las luces, me sentí como si hubiera vuelto a nacer.

Durante la proyección no dejaba de ver, en la lucha de Charlie por escapar del abismo de la desesperación, mi propia lucha por liberarme de la mala salud. Al observar a Chaplin, que se mostraba a veces cómico y a veces triste, algo cambió dentro de mí, y mi corazón, al igual que los dos personajes de la última escena de la película, comenzó a rebosar esperanza. Salí del cine con una sonrisa espontánea dibujada en la cara, sintiendo el cuerpo más ligero y viendo mejor.

NUNCA TE RINDAS

Mi encuentro con esta película cambió mi vida de formas inimaginables. En un momento en que estaba a punto de rendirme por completo, me hizo recuperar la fe y la esperanza, de modo que redoblé los esfuerzos para volver a tener un cuerpo y una mente sanos. En consecuencia, todas las enfermedades que estaba padeciendo en el momento desaparecieron en un instante. Y mi visión, antes de darme cuenta, volvió a ser de 1,5.

Una enfermedad, después de todo, es una sombra del corazón. Así que si prendes la luz llamada esperanza, solo puede desaparecer.

Pensando en ello ahora, creo que el impacto de la película de Charles Chaplin fue tan fuerte en mi mente que me inspiró a tomar medidas en una nueva dirección. El poder de ver te va a cambiar la vida —y este es el mensaje que quiero que te lleves, querido lector.

Así que incluso si tu vista declina a causa de la miopía o la presbicia, nunca te rindas. Al igual que Charlie, y como yo —un exalmacén de enfermedades—, mientras no pierdas la esperanza puedes recuperar tu poder de ver. Depende de cuánto esfuerzo pongas en ello.

Recuerda que el poder de ver y la esperanza residen dentro de ti, así que, al final, todo está en tus manos.

KAZUHIRO NAKAGAWA,
director del Gimnasio de la Visión

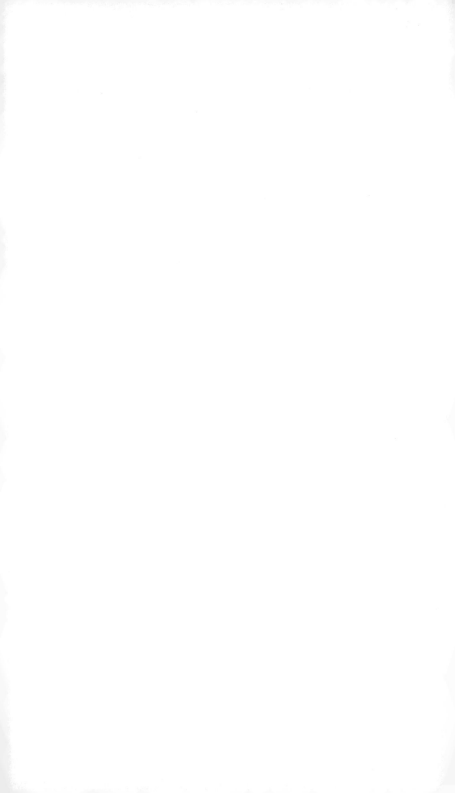

ÍNDICE

Tabla de visión ocular
LANDOLT C

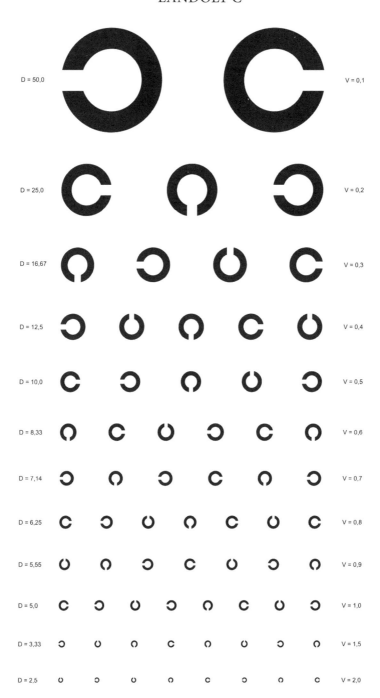

D = 50,0	V = 0,1
D = 25,0	V = 0,2
D = 16,67	V = 0,3
D = 12,5	V = 0,4
D = 10,0	V = 0,5
D = 8,33	V = 0,6
D = 7,14	V = 0,7
D = 6,25	V = 0,8
D = 5,55	V = 0,9
D = 5,0	V = 1,0
D = 3,33	V = 1,5
D = 2,5	V = 2,0